家庭常见病简易中医疗法(第二版)

马艳春　主编

U0284385

科学出版社

北京

内 容 简 介

全书共分内科、外科、妇科、儿科、五官科、皮肤科、男科、骨伤科 8 篇，介绍 170 余种常见疾病，每种病均按单方验方、食疗、其他疗法等项进行选辑，内容包括历代名医的简便验方、饮食调养方 2 000 多首以及拔罐、推拿、熏洗、敷脐等多种民间特色疗法。本次修改还增加了肿瘤病学的相关内容，以期为肿瘤患者减轻痛苦、提高生活质量。

本书内容丰富，条理清晰，通俗易懂，融科学性与实用性于一体，适用于广大读者，各级医师，基层、社区医务人员，医学院校师生及中医药爱好者阅读参考。

图书在版编目(CIP)数据

家庭常见病简易中医疗法/马艳春主编. --2 版. --北京：科学出版社，2016.9
ISBN 978 - 7 - 03 - 049788 - 8

Ⅰ. ①家…　Ⅱ. ①马…　Ⅲ. ①常见病-中医治疗法
Ⅳ. ①R242

中国版本图书馆 CIP 数据核字(2016)第 209909 号

责任编辑：朱　灵
责任印制：谭宏宇/封面设计：殷　靓

科 学 出 版 社 出版

北京东黄城根北街 16 号
邮政编码：100717
http://www.sciencep.com

上海蓝鹰印务有限公司排版
虎彩印艺股份有限公司印刷
科学出版社发行　各地新华书店经销

*

2012 年 6 月第 一 版　开本：A5(890×1240)
2017 年 1 月第 二 版　印张：8
2018 年 6 月第六次印刷　字数：235 000

定价：25.00 元

《家庭常见病简易中医疗法》
编 委 名 单

序 一

　　建立一个公平的、具有相当可及性的医疗保障制度,是一个世界性的难题。特别是对于中国这样一个拥有庞大人口的发展中国家来说,更是如此。实践已经证明,一味依靠高新技术和增加投入,难以使问题得到根本性的解决。中西医并重,充分发挥中医药的作用就成为本轮医改的一个必然的现实选择。因此,国家才会在积极推进基本药物制度的同时,大力推广普及中医药适宜技术,充分发挥中医药"简便廉验"的特点,结合我国丰富的中草药资源,来破解医疗保健难题。

　　本书作者,精研中医经典理论,参考大量的中医典籍,选其方简药易得,其法简便易学者,针对内外妇儿等8个科目的160余种家庭常见病症提出了简易中医疗法。包括历代名医的简便验方、饮食调养方2 000多首,以及拔罐、推拿、熏洗、灌肠、敷脐等多种特色疗法,可以说是对浩如烟海的中医药适宜技术的一次系统化、条理化的整理,颇有葛稚川《肘后备急方》、年希尧编《集验良方》的遗风,尤适合人们在日常医疗和保健中使用。本书内容丰富,体裁新颖,融科学性与实用性于一体,是一本较好的疾病简易诊疗书籍,可以作为临床医生应用中医药适宜技术的一本工具书、速查手册。尤为难得的是,本书言辞通俗易懂,所选辑的中医外治处方以及饮食调摄方法针对性强,简便易行,也可供中医爱好者和广大人民群众学习中医药知识、家庭防病保健应用,使少花钱、看好病、看大病的愿望成为现实。因此我希望此书的出版能够得到广大临床医生、中医爱好者和人民群众的喜爱,并能从中受益。谨以此书推荐给大家,衷心祝愿大家拥有健康人生。

黑龙江省中医药管理局局长
黑龙江省卫生厅副厅长　王阔才

序　二

　　世界卫生组织前总干事中岛宏告诫人们：许多人不是死于疾病而是死于无知。在现代科技经济飞速发展的今天，我们因忙于工作、学习等而忽略了我们的身体健康，即使很多人罹患诸疾却也悄然不知，致疾病恶化时却已晚矣，所以关注我们的身心，就是捍卫我们的健康。

　　我国神医扁鹊曾曰："君有疾在腠理，不治将恐深……君之病在肌肤，不治将恐深……君子病在肠胃，不治将恐深……疾在腠理，汤熨之所及也；在肌肤，针石之所及也；在肠胃，火齐之所及也；在骨髓，司命之所属，无奈何也。"疾病早期，易于防治，进之则逐渐甚难，以至病入膏肓，无药可医，所以早期防治，百益无一弊也。此乃大医治未病之医道矣。

　　马艳春教授虚怀下询，广揽博参，请益问难，求传秘绝，遍览偏方，施用验证，多年历所，始成此书集。出而救世，其济人之功，宁有量哉！余与其师友多年，深鉴其苦心诚意，当斯书将付梓，乐为之序。

黑龙江省名中医　　

第二版前言

《家庭常见病简易中医疗法》自 2012 年出版以来,它的实用性、有效性、简便性深得广大读者的好评,同时提出了宝贵的意见和建议,在此基础上,我们对《家庭常见病简易中医疗法》一书进行了一定程度的修改,除对以前 8 篇内容做了必要的补充和修订,还增加了肿瘤病学和中药煎煮方法两部分内容。

近两三年来国际医学健康领域出现了转化医学的新概念,它是将基础医学研究和临床治疗连接起来的一种新的思维方式,即从患者的角度出发开发和应用新的技术,强调的是患者的早期检查和疾病的早期评估。在现代的医疗中,我们看到研究进程向一个更加开放的、以患者为中心的方向发展,以及对于从研究出发的医学临床实践的包容。作为有着数千年历史的中医学,它是一种临床经验医学,有着非常巨大、丰富、全面的医疗实践和临床案例,转化医学仅仅为中医学的一个分支,如何将中医学传承和发扬,发掘整理继承并使之广大是我们整个民族的任务,为了让老百姓接受中医药、喜欢中医药、使用中医药,发挥中医药"简便验廉"的优势,为国民健康保驾护航,我们采用了"说现代人能听懂的话,用现代人最喜欢的法,收现代诊疗最好的果,花现代消费最适宜的价"这一原则,采用传统自然疗法、绿色疗法,解决日常常见病、多发病。我们坚持广泛阅览历代验方、秘方、名医效方诸书,广搜博辑,斟酌筛选,对《家庭常见病简易中医疗法》进行扩充,解决更多顽疾,方法更加充实。

本次修改仍然按照日常家庭生活中的常见病和多发病进行了归类,保留了原先内科、外科、妇科、儿科、五官科、皮肤科、男科、骨伤科 8 篇,对常见病和多发病的症状、诊断、中医疗法、验方和食疗方进行的一定程度的补充和修订。同时，随着中国肿瘤发病率多年持续上升，已成为一个必须高度重视的公共卫生问题乃至社会问题，我们增加了肿瘤病学的相关内容，以期通过中医疗法减轻肿瘤患者的痛苦，提高生活质量。此外，中药汤剂是最为常用的一种制剂形式，书中大多数的选方也为汤剂，而汤剂质量的优劣直接关系到治疗效果。因此，我们在本书中增加了中药煎煮方法，使读者能够掌握正确的煎煮方法，让药物最大限度地发挥其功效。

由于水平有限，篇幅所限，所编著内容仅是我国古今简易中医疗法沧海之一粟，但笔者仍不免疏漏，捧上此书敬献给读者，希望能为大家的健康尽一份力。

编者

2016 年 5 月于哈尔滨

目　录

内　科　病　症

───────────── 1 ─────────────

外　科　病　症

───────────── 83 ─────────────

妇 科 病 症

—— 119 ——

儿 科 病 症

—— 147 ——

五 官 科 病 症

—— 167 ——

皮 肤 科 病 症

—— 193 ——

男 科 病 症

骨 伤 科 病 症

内科病症

感　冒

感冒的主要症状为发热,恶寒,头痛,鼻塞,流涕,喷嚏,其发病无性别、年龄、地区之分,是一种较常见的传染病。一般情况下的感冒5～7天可不治而愈,然而随着人们生活的改变,有的感冒可迁延1个月,甚至更长。祖国医学根据感冒的特点,将感冒分为风寒感冒、风热感冒和暑湿感冒。

【单方验方】

1. 野菊花6克,用沸水浸泡1小时,煎30分钟口服,儿童酌减,一般每月服药1次,以往每年感冒3～5次者,每2周服药1次,经常感冒者每周服药1次。可预防感冒。

2. 大蒜1个,去皮捣烂取汁,加冷开水10倍,滴鼻。每日3～5次。用于预防感冒。

3. 葱白3～4根,切成小段,生姜3大片。水煎服,每日1剂,连服2剂。用于感冒初起。

4. 苏叶、生姜各10克,香菜30克。水煎服。用于风寒感冒。

5. 干白菜根3个,生姜3片,青萝卜1个。水煎,分2次温服。用于感冒发热,怕冷,无汗。服药后,盖被取微汗。

6. 穿心莲30克,水煎,每日1剂,分3次服。治疗感冒高热,头痛。

7. 生姜片10克,加水煮沸,加入红糖趁热饮用。可发汗解表,温中和胃。主治风寒感冒,恶寒发热,头痛,咳嗽,无汗或恶心呕吐等。

8. 炙麻黄3克,杏仁6克,生甘草2.5克,牛蒡子6克,桔梗2.5克,蝉衣3克,橘红2.5克,胖大海3克。水煎服。主治感冒,发热数日不退,日夜咳嗽,咳声不爽,舌苔滑腻,无汗,饮食二便均正常。

9. 鲜芦根90克,鲜竹叶30克。水煎服。主治外感热病。症见高热不退,烦躁口渴,或时有胡话,目红气粗,或汗不出,脉浮数。

10. 香薷10克,佩兰10克,川朴10克,炙枇杷叶12克,鸭跖草20克。每日1剂,水煎温服。主治暑热、怕冷,头身痛,胸闷脘痞或咽痛咳嗽,或身痛无汗,舌红,苔薄腻微黄,脉濡数。

【食疗】

1. 大米 100 克,葱白 30 克,生姜末 15 克。以水 1 000 毫升,先煮大米和生姜末。煮至半熟时,放葱白。米熟后,加少量米醋和胡椒粉,和匀,趁热食用,并盖被取汗。适用于风寒感冒轻证。

2. 生姜 2 片,茶叶 3 克,红糖 10 克,食醋 3 毫升,共放入茶杯内,用开水冲泡 5 分钟后服用,每日 3 次。

【其他疗法】

1. 生姜,适量,捣烂敷大椎穴(脖颈),每日 2～5 次。

2. 取大椎穴。先在大椎穴行常规消毒,用三棱银针点刺局部 2～3下,立即在针刺部位拔火罐,以出血为度,留罐 5～10 分钟。可重复操作1～2 次,康复为止。主治风热感冒。

3. 取大椎、风门、曲池、合谷等穴,每日 1 次。治感冒。

流行性感冒

流行性感冒简称流感,是由于流感病毒引起的一种具有高度传染性的急性呼吸道传染病。可借助空气飞沫迅速传播,从而造成人群流行,以冬春季发病较多,流感的潜伏期为 1～3 天,特点是起病急,突然高热,头痛,全身酸痛,乏力和轻度呼吸道症状,如鼻塞,流涕,咳嗽,咽痛等。中医称为"时行感冒"、"时气病"等。

【单方验方】

1. 贯众 15 克。水煎服,每日 1 剂,1 次服完,小儿酌减。可预防流感。

2. 穿心莲 15 克。水煎服,每日 2 次。用于流感初起。

3. 鱼腥草、板蓝根各 12 克。水煎服,每日 2 次。用于流感初起。

4. 贯众 15 克,薄荷(后下)7.5 克。水煎服。用于流感初起。

5. 金银花 10 克,连翘、牛蒡子、薄荷(后下)各 6 克,甘草 3 克,每日 1

剂,水煎服。

6. 细辛 3 克,防风、苍术、白芷、川芎、黄芩各 9 克,羌活 6 克,生地 18 克。水煎服。主治流感。

7. 菊花、黄芩、葛根、防风各 6 克,板蓝根 9 克,柴胡、辛夷各 3 克。水煎服,每日 3 次。

8. 大青叶、板蓝根各 25 克,荆芥 15 克。水煎服。用于流感初起。

9. 连翘、草河车(蚤休)、大青叶、板蓝根各 15 克,荆芥 10 克。水煎服。用于流感初起。

10. 竹叶 20 克,桑叶、菊花各 15 克,薄荷 10 克。水煎服,每日 1 剂。

【食疗】

1. 生姜 20 克,大蒜头 5～6 瓣。加红糖少许煎服。用于流感初起。

2. 粳米 50～100 克,加水煮粥,加入薄荷 15 克,冰糖适量,再煮沸即可。稍凉后服用,每日 1～2 次。薄荷性味辛凉,疏散风热,清利咽喉。适用于风热感冒,头痛,咽喉肿痛,并可作为夏季防暑降温饮料。

3. 鲜橘皮 30 克,加水 3 杯,煎煮 2 杯,加红糖适量,趁热服。主治风寒感冒。

4. 白菜连根 120 克,葱白 10 克,生姜 10 克,盐、味精等调味品各适量。水煎后趁热服下,每日 1 剂,连服 3 日。

【其他疗法】

1. 取荆芥、防风、大黄、薄荷、羌活、独活各 15 克,水煎滤液冷却,也可加些冰块,用毛巾或布袋先浸药液再包冰块,在患者额部、颈部、腋下、腹股沟等处湿敷。用于发热患者。

2. 取大椎、风门、曲池、合谷等穴,拔罐,每日 1 次。治感冒。

3. 鹅不食草、牙皂各 3 克,青黛、细辛各 2 克。上药共研为细末,纱布包裹塞鼻孔。主治感冒头痛、鼻塞。

支气管炎

支气管炎分急性支气管炎和慢性支气管炎。急性支气管炎是由于感染、物理化学刺激、过敏等因素所引起的支气管黏膜的急性炎症,多于冬春寒冷季节或气温突变时发病。伤风着凉、疲乏劳累、烟酒过量、上呼吸道感染是常见的诱发因素。患病后主要表现为频繁的刺激性干咳,即胸骨后疼痛,1～2天后咯出黏痰。咳嗽以清晨、傍晚为甚,但也有患者终日咳嗽。痰液慢慢转为脓性,痰量增多,痰中偶带血丝。慢性支气管炎是指支气管黏膜及其支气管组织的慢性炎症。一般多见于40岁以上的中、老年人,有长期咳嗽、咯痰的历史,多因急性支气管炎治疗不当而迁延为慢性。主要症状为反复的咳嗽、咯痰,痰呈白色的泡沫状,久病者常伴有哮喘,凡是每年患病至少3个月以上并连续2年,除外心肺等其他病患后,即可诊断为慢性支气管炎。急性支气管炎属中医"外感咳嗽"范畴。慢性支气管炎属中医"咳嗽"、"痰饮"、"喘证"、"肺胀"等范畴。

【单方验方】

1. 甘草3克,桔梗9克,半夏3克,射干3克。水煎服。主治肺感风寒,鼻塞,咳嗽不已,吐痰如败絮。

2. 紫苑9克,陈皮9克,杏仁6克,矮地茶15克。每日1剂,水煎,分2次服。主治风寒袭肺型急慢性支气管炎,咳嗽声重,气急,咽喉痒,咳痰清稀色白,恶风寒,无汗,鼻塞流清涕等症。

3. 半夏、瓜蒌各30克。研末,用姜汁做成丸,梧桐子大。每服20～30丸,温开水送服。主治肺热咯痰。

4. 鱼腥草30克。水煎服,每日1剂。主治咳嗽,痰稠。

5. 黄芩30克,水煎,1次服完。治热咳。

6. 金钱草30克。水煎服。或用鲜金钱草60克,洗净捣汁,开水冲服,每日1剂,分2次服。主治咳嗽,吐痰黄稠。

7. 桔梗、百部、炙甘草各10克。水煎服,每日1剂。主治咳嗽痰稠,喉痒咽干。

8. 紫苏子、萝卜子、白芥子各等份。微炒,研为细末,煎汤服。主治老人痰喘、咳嗽。

9. 桔梗 1.8 克,川贝母 3 克,白菊花 7 朵。开水泡。每日 1 剂,随意饮用。主治咳嗽。

10. 生白术 30 克,白芥子(炒)15 克,莱菔子 15 克。共研为细末,炼蜜为丸,每次 3 克,白开水送服。可健脾祛痰。主治痰饮证,痰多。

【食疗】

1. 炙麻黄 10 克,炒杏仁 15 克,胖大海 4 枚,冰糖 20 克。水煎服。治疗急性支气管炎,喉痒、咳嗽、痰或稀或黏,轻度发热。

2. 白萝卜 1 个,梨 1 个,蜂蜜 50 克,白胡椒 7 粒,放碗内蒸熟服用。本方适于咳嗽痰清稀者。

3. 紫苏叶 10 克,粳米 50 克,生姜 3 片,大枣 3 枚。先用粳米煮粥,临熟时加入苏叶、生姜、大枣,趁热分次服用。

4. 苏子 500 克,广柑皮 500 克,鲜橙 1 个,冰糖、白糖、红糖各 500 克。将上药置于瓦罐内,加开水适量后密封,用微火煎熬 15 小时左右,待冷后用纱布过滤,取汁,再熬去水分成膏,装瓶备用。每日早、晚各服 15～20 毫升,开水送下。能润肺止咳,平喘化痰。主治慢性支气管炎。

5. 罗汉果 15～20 克。将罗汉果切成碎块,用沸水泡 10～15 分钟,代茶频饮。

6. 芫荽(香菜)、饴糖各 25 克。加少量米汤,蒸至饴糖化后服。治咳嗽。

7. 冬瓜仁 20～30 克,薏苡仁 15～20 克,粳米 100 克。先将冬瓜仁用清水淘洗净,煎取汁,去渣。再与粳米、薏苡仁(淘洗净)同煮为稀粥。日服 2 或 3 次。用于痰湿咳嗽,咳嗽多痰,痰色白黏稠。

8. 海蜇 30 克,鲜荸荠 15 克。将海蜇用温水泡发,洗净,切碎,备用。将鲜荸荠洗净,去皮。把切碎的海蜇和荸荠一起放入沙锅内,加适量水,用小火煮 1 小时,即成。分次酌量食用。

9. 鲜萝卜 500 克。洗净,带皮切碎,绞取汁口服,连服 5～7 天。主治咳嗽,痰稠。

10. 柿饼,水煎服。治热咳。

【其他疗法】

1. 在背部、颈部两侧及肩胛上区拔火罐。每日或隔日 1 次,每次 10~15 分钟。可疏通经络,散寒止咳。

2. 款冬花、佛耳草、熟地各等量,共研末,用纸卷成香烟形状,点着后吸烟,适用于急性支气管炎咳嗽。

3. 取向日葵花的花瓣晒干,研末,卷成香烟,点燃吸烟,每日 1 次,每次 1 支,适于咳嗽日久。

4. 黑白丑 15 克,明矾 30 克,面粉少许,醋适量。将黑白丑与明矾共研细末,与面粉混合,醋调成膏状,涂于双涌泉穴。主治支气管炎。

肺 炎

肺炎是指肺实质的急性炎症。因为肺脏是直接与外界相通且为血液循环的必经的重要器官,所以易受各种致病因素的侵袭而发病。本病大多数为细菌感染所致,其次为病毒、支原体、真菌、寄生虫等所引起。主要症状有发热、咳嗽、多痰、胸痛等,严重者有呼吸困难。根据肺炎的症状,属中医学的"风温犯肺"、"肺热咳嗽"等范畴。

【单方验方】

1. 青竹沥 100 毫升,每次服 10 毫升。治疗肺炎喘息。

2. 玄参 30 克,大青叶、蒲公英各 20 克,双花 60 克,桔梗、冬瓜仁各 15 克。每日 1 剂,水煎分 2 次服。治疗细菌性肺炎。

3. 麻黄 10 克,杏仁 15 克,生石膏(先煎)50 克,生甘草 7.5 克。水煎服,每日 1 剂,连服 2~3 天。主治肺炎发热,喘咳口渴。

4. 黄芩 15 克,蒲公英、大青叶各 25 克。水煎服,每日 1 剂,分 3 次服。主治肺炎发热、喘咳。

5. 葶苈子 10 克,大枣 5 枚。水煎,每日 1 剂,分 2 次服。主治肺炎喘咳。

6. 白茅根 50 克,水煎,每日 1 剂。主治肺炎发热。

7. 马齿苋、一见喜、十大功劳叶各 15 克,橘皮 6 克。水煎,分 2 次服。用于支气管肺炎。

8. 白茅根、鱼腥草各 30 克,连翘 15 克,金银花 25 克。水煎服,每日 1 剂,连服 3 天。用于肺炎发热,咳嗽,咯血痰或铁锈色痰。

9. 薏苡仁、紫苏子、沙参、瓜蒌、白芥子各 15 克,每日 1 剂,水煎服,用于迁延性肺炎。

10. 款冬花 15 克,鱼腥草、生石膏(先煎)各 60 克,水煎服。用于肺炎后期,发热口渴,咯痰黄稠。

【食疗】

1. 芦根 30 克,菊花 10 克,金银花 30 克。煎汤代茶服。适用于肺炎高热,咯痰黄者。

2. 生香蕉根 120 克。捣烂绞汁加热,加食盐少许和服,患儿酌减。

3. 绣球花叶 5～10 张。捣烂绞汁或作煎剂,加食盐或蜂蜜调服,每日数次。

【其他疗法】

1. 以萝卜缨蘸水擦胸背,或以生姜炒热用纱布包裹擦胸背。使局部皮肤发红,或有局部少量皮下出血为止。

2. 黑白丑 15 克,明矾 30 克,面粉少许,醋适量。将黑白丑与明矾共研细末,与面粉混合,醋调成膏状,涂于双足涌泉穴。

❧❧ 支气管哮喘 ❧❧

支气管哮喘是由于外在或内在过敏源或非过敏源等因素,致使以支气管发生可逆性阻塞为特点的疾病。主要症状为反复阵发性支气管痉挛而致的气急、咳嗽、咯泡沫痰和伴有哮喘音。近年来由于我国工业的不断发展,大气污染日益严重,各种尘埃在空气中的浓度超过国家规定的最高浓度,因此城市发病率要高于农村。

【单方验方】

1. 僵蚕 7 个。僵蚕焙黄研成粉末,米汤送下。

2. 天冬 30 克,马兜铃、百部各 15 克。共研为粗末。每服 15 克,水 100 毫升,煎至 50 毫升,去渣,饭后,临睡前服。

3. 炙麻黄 10 克,炙甘草 5 克。水煎,1 次服完。

4. 石韦 30 克,水煎服,每日 1 剂。

5. 海螵蛸,焙干,研末,每次 8 克,每日 3 次,用温开水送下。

6. 紫苏子、白芥子、莱菔子各 15 克。水煎服。用于哮喘咳嗽,痰多胸闷,坐卧不安。

7. 百合、款冬花等份。饭后临睡前姜汤送下或噙化。主治喘嗽不止或痰中有血。

8. 人参 3 克,三七 6 克。共研末,用黄酒调服。主治老人虚劳咳喘。

9. 核桃肉 30 克,细茶末 15 克。和匀,加蜜 45～60 毫升,做成 6 克丸,含化。

10. 麻黄 10 克,附子 10 克,白果 10 克,五味子 10 克,葶苈子 10 克。水煎服。用以温肺散寒,敛肺定喘。主治寒痰咳喘,症见阵发性喘咳,痰白而稀量多。

【食疗】

1. 柚子皮 1 只,乌鸡 1 只。鸡去毛及内脏,把柚子皮放鸡肚内,密封,黄泥包裹,烧熟,去黄泥,吃鸡肉,3～4 次即愈。主治体质虚弱,一遇风寒即发哮喘。

2. 粳米 30 克,桃仁 30 克。煮粥,空腹服。主治上气咳嗽,胸膈闷痛,气喘。

3. 紫河车 30 克,地龙 30 克。两味烤干,共研为细末,装胶囊。每日 3 次,每次 1.5～2 克。适用于哮喘反复发作、体质虚弱者。

4. 杏仁 30 克,鲜薄荷 10 克,粳米 50 克。将杏仁放入沸水中煮到七成熟,放入粳米同煮至将熟时,放入薄荷,煮熟即可。

5. 枇杷叶 15 克(鲜品 50 克),粳米 100 克,冰糖少许。先将杷叶布包入煎,取浓汁后去渣,或将新鲜杷叶背面的绒毛刷去,切碎后煎汁去渣,加粳米煮粥,熟后加入冰糖。对肺内有痰热的哮喘,比较合适。

6. 麻黄 15 克,豆腐 20 克。加水 1 碗,煎煮约 1 小时,去麻黄,喝汤吃豆腐。

7. 佛手切成小块,用蜂蜜调匀,每日少许含口中,嚼细,慢慢咽下,连服 1 个月。

【其他疗法】

1. 取蓖麻叶烘干研末,以 1∶10 的比例与烟叶混匀,卷成香烟形状,点燃吸烟,不拘次数。或取曼陀罗叶揉碎,以 1∶50 的比例与烟叶混匀,卷成香烟状,点燃吸烟。

2. 取辛夷花适量,用纸卷成香烟形状,点燃吸烟。

3. 曼陀罗花(又名洋金花)、生甘草各等份。共焙干切细丝,做成烟卷形状备用。当哮喘发作时抽吸,缓解即停,以防中毒。

4. 取定喘、肺俞、天突、丰隆等穴,拔罐,每日 1 次。

5. 生白芥子末 10～15 克。温水调成糊状,贴敷于大椎、身柱、膏肓、肺俞、天突穴上,用胶布固定。每次贴 1 小时,每周 1～2 次,连用 1～2 个月。

支气管扩张症

支气管扩张症是指肺内小支气管和细支气管的扩张和变形,多见于儿童和青年。主要发病因素为支气管-肺脏的感染和支气管阻塞。两者相互影响,导致支气管扩张,由于长期慢性炎症作用,使支气管壁受损,弹性降低而扩张;支气管阻塞(如肿瘤、异物吸入,或肿大淋巴结等管外原因)可致远端支气管-肺脏感染和肺不张。由于胸腔内负压对病肺的牵引,而助长支气管的扩张;支气管外部的牵拉也可形成支气管扩张,极少数为先天性支气管扩张。典型的症状为慢性咳嗽,大量脓痰及反复咯血。属中医学的"肺痈"、"咯血"、"咳嗽"范畴。

【单方验方】

1. 大柿子饼 1 个,川贝母 15 克。加水 80 毫升,锅中煮 30 分钟,取服,连服 3～4 次有效。用于咳嗽咯血。

2. 玉米须 100 克,冰糖 100 克。混合顿服。用于咯血。

3. 蚕豆花 15 克,煎去渣,溶化冰糖适量,每日 2～3 次分服。

4. 川贝母 3 克,知母 3 克,白及 3 克。共研为细末,白开水送服,每次 3 克,日服 3 次,吐血停止时,改服白茅根汤数次。主治肺热吐血。

5. 三七粉,每次口服 3～5 克,每日 3 次,连服 3～4 日,疗效可巩固。三七能缩短凝血时间,还影响血小板聚集,具有很强的止血作用,其止血效应与剂量有关。

6. 仙鹤草 10 克,泡开水服,每日 2 次,1 周为 1 个疗程。本药能促进血液凝固,抑制纤维蛋白溶解酶作用;对金黄色葡萄球菌、铜绿假单胞菌等有抑制作用;兴奋呼吸中枢;解除平滑肌痉挛等。

7. 白及 50 克,藕节 25 克,切片,烘干研末,每次 5 克,白开水送服。治咯血,喉中常有血腥,一咯血即出。

8. 白及,研成粉末。每服 6 克,临睡前用糯米汤送服。主治多年咳嗽,肺结核,咯血。

9. 木耳、槐米、荆芥、蒲黄各 30 克。炒黑,共研为细末,每次 9 克,每日 2 次,用米汤送服。主治咳嗽吐血。

10. 炒牡丹皮 2.1 克,焦山栀 1.5 克,蒲黄炭 3.6 克,川芎 3 克,川贝母 3 克,生地 6～9 克。用水 200 毫升煎好,取药汁 100 毫升,再加入藕汁 15 毫升,以上为 1 剂,每天服 1～2 剂,可根据病情轻重决定,一般 1～2 剂可止。

【食疗】

1. 银耳 50 克,鲜藕 500 克,糯米 50 克。藕洗净后绞取汁;银耳和糯米加水煮粥,粥将成时加入藕汁,至熟时再加入冰糖适量。适用于支气管扩张干咳少痰者。

2. 百合 30 克(鲜品 60 克),粳米 60 克,冰糖适量。将百合研粉(鲜百合切碎),与冰糖、粳米共同煮粥,适量服食。

3. 香蕉皮、胡萝卜缨,水煎服,量不限。

4. 鲜荷叶 1 张,粳米 60 克,冰糖少许。鲜荷叶洗净煎汤,用汤同粳米、冰糖煮粥服食。

5. 白萝卜 100 克,荸荠(去皮)100 克,蚕豆花 15 克。同煮,饮汤吃菜。适用于支气管扩张咳嗽痰多者。

【其他疗法】

鲜大蒜捣成泥,放纱布上,分别敷双侧涌泉穴,用胶布固定,每晚贴敷 1 次,每次敷 10～12 小时,以局部有烧灼感及皮肤发红为度,3～10 次为 1 个疗程。

肺 脓 肿

肺脓肿是由于多种病原菌所引起的肺组织化脓性病变,分吸入性、继发性、血源性肺脓肿,多发生于壮年,男性多于女性,临床表现为高热、寒战、咳嗽和咯大量腥臭痰。中医称本病为"肺痈"。

【单方验方】

1. 用鲜鱼腥草 90 克捣烂成汁,稍温服,每日 1 剂,分 1～2 次服,连用 2 周。

2. 败酱草洗净,每日 5～6 根,早晨空腹生吃,连服 3～4 周。

3. 玄参 60 克,麦冬 90 克,生甘草 15 克,金银花 300 克。水煎温服。

4. 鲜金银花 150 克,甘草 30 克,水 500 毫升,煎至 250 毫升,再入黄酒 250 毫升加热。所煎药汁均分 3 次,每日服完,重者每日 2 剂。

5. 绵黄芪 60 克,研成细末,每服 6 克,水 60 毫升,煎至 40 毫升,温服,不拘时候。主治肺痈,得吐脓后,宜以此药排脓补肺。

6. 蒲公英 30 克,忍冬藤 60 克。水煎取汁去渣,加酒适量,饭前服。肺脓肿、阑尾炎、乳腺炎及疔疖疮毒等患者均可服用。

7. 苦桔梗 10 克,生甘草 5 克,生薏苡仁 20 克,桃仁 10 克,冬瓜仁 15 克,紫菀 10 克,白前 10 克,鲜芦根 15 克。水煎服。能清肺排脓,化痰止咳。主治肺痈,症见咳嗽气促,咯吐臭痰或脓血,胸脘胀闷,舌红苔黄。

8. 鲜败酱草 120 克,鲜公英 120 克,鲜紫花地丁 30 克。水煎服,每日 1 剂,分 2 次服。

9. 绿橘叶 1 把,洗净捣汁饮服,每日 2～3 次。

【食疗】

1. 紫皮大蒜 1 头,去皮捣烂,放入 120 毫升米醋内,用沙锅煎熬,饭后 1 次服完,治疗肺痈初起。

2. 鲜芦根 90 克,冬瓜子 90 克,水煎代茶饮。

3. 鱼腥草,水煎,打入鸡蛋煮熟,吃蛋。

4. 苍耳全草(不用苍耳子)21～30 克,山楂 9 克,诃子 9～15 克,猪倒肺(即肺尖的 2 个小叉)1 副(如没有猪肺,可用鸡心肺代替)。水煎 2 次,去渣。分 2 次服,服时加食盐少许。

5. 黄豆适量,将黄豆浸泡、磨汁,加热后加少许糖饮用。

慢性肺源性心脏病

慢性肺源性心脏病(下简称肺心病)是由于肺、胸廓或肺动脉的慢性病变导致肺动脉高压,右心负荷过重,造成右心室扩大或肥厚,最后发生心力衰竭的一种继发性心脏病。是我国常见病之一,临床病死率甚高,迄今尚无根治之法。在中医学中,无与之相应的病名,据其临床表现可归属于"肺胀"、"喘咳"、"痰饮"等范畴。

【单方验方】

1. 人参 10 克,胡桃肉 5 克。同时入锅,多加水煎煮 1 小时,煎汁约 150 毫升。服药汤后将人参、胡桃肉捣碎服用。

2. 紫河车粉,每次 1.5 克冲服,每日 2 次。

3. 熊胆粉,口服,每次 0.2 克,每日 3 次,10 日为 1 个疗程。

4. 水蛭粉,每次 1 克,每日 3 次,服用 2 周。

5. 生石膏、茯苓各 12 克,麻黄 3 克,白术、白芍、生姜、杏仁各 9 克,附子6克,大枣5枚,车前子15克,白茅根30克。水煎2次,分2次服下。每日1剂。适用慢性肺源性心脏病发作期,症见咳嗽咯痰,气短心慌,颈部青筋突出等。

6. 黄芪、党参各200克,白术150克,防风30克,蛤蚧5对。共研为细末,炼蜜为丸,每丸6克,日服2丸,每年连续或间断用药3个月,治疗肺心病。

7. 防己、杏仁(炒)各60克,木通、甜葶苈(隔纸炒成紫色)、贝母各30克。共研为细末,炼蜜为丸,如梧桐子大,每服50丸,桑白皮煎汤送下。主治肺气咳嗽,面目水肿,喘促不安,排尿赤涩。

【食疗】

肉桂、车前草各10克,粳米30克,红糖适量。先煎肉桂、车前草,去渣留汁,后入粳米煮粥,调入红糖,空腹食用。

肺 结 核

肺结核是由结核杆菌引起的肺部感染性疾病。主要通过呼吸道传播,常常在人体抵抗力低下时发病。婴幼儿、青春后期和成人早期,尤其是该年龄期的女性以及老年人发病率较高。可能与宿主免疫功能不全或改变有关。属于中医学的"痨瘵"范畴,又称为"肺痨"。其证多见虚实夹杂,临床上常分为肺阴耗伤、阴虚火旺、气阴两伤三型。

【单方验方】

1. 十大功劳叶50克,地骨皮、女贞子各15克,甘草5克。水煎服。
2. 麦冬、款冬花、知母、百部各15克,炙枇杷叶20克。水煎服。主治肺结核口干咽燥,干咳少痰。
3. 女贞子、地骨皮各15克,鳖甲20克,青蒿15克,五味子7.5克。水煎服。主治肺结核午后潮热,颧红,手足心热。
4. 仙鹤草25克。水煎服。用于肺结核痰中带血,或小量咳咯血。
5. 五味子600克,鳖甲、地骨皮各900克。每次12克,空腹,用盐汤送服,妇人用食醋汤调下。主治虚痨咳嗽,耳鸣眼花。

6. 白及末 400 克,川贝末、紫河车粉各 100 克,海螵蛸 20 克。研匀,每次 15 克,早、晚各 1 次,白开水送服。适用于肺结核体虚者。

7. 百部、白及、百合各 120 克。共研细末,炼蜜为丸,如梧桐子大,每日 2 次,每次 10 粒,白开水送下。主治肺结核咳嗽潮热,痰中有血丝。

8. 干大蓟根 100 克,水煎,每日 1 剂,分 2 次服,若每剂加瘦肉30～60 克或猪肺 30 克同煎更好,连服 3 个月为 1 个疗程。

9. 麻黄根 15 克,浮小麦 30 克,煅牡蛎 40 克。水煎,傍晚服,连服 1 周。治肺结核盗汗。

10. 浮小麦、黑豆各 30 克,乌梅 2 个,地骨皮 15 克,红枣 6 枚。治肺结核盗汗。

【食疗】

1. 取鲜李子去核、切碎,纱布绞汁。每服 15 毫升,每天 3 次。主要用于肺结核潮热。

2. 鲜百合 30 克,蜂蜜 15 克,共放碗内蒸食。每日 2 次,可常食用。适于肺结核咳嗽,痰中带血。

3. 鲜藕适量洗净,榨汁 100～150 毫升,加入蜜糖 15～30 克,调匀内服。每日 1 次,连服数天。适于肺结核咳嗽,痰中带血。

4. 豆浆 1 碗,放锅中煮沸,鸡蛋 1 个去壳搅匀,放入拌匀。加白糖适量调味服食。适于肺结核咳嗽,虚弱。

【其他疗法】

采用温灸法灸双足涌泉穴,主治肺痨。

冠状动脉粥样硬化性心脏病

冠心病是冠状动脉粥样硬化性心脏病的简称,是指冠状动脉及其分支粥样硬化,使血管狭窄或阻塞,导致心肌缺血、缺氧而引起的心脏病变。该病是中、老年人的常见病,主要症状为心前区往往突然发生疼痛或压榨感,疼痛时间一般为 3～5 分钟,常伴有面色苍白、神情恐惧、胸闷憋气、呼吸困难、出冷汗等症状,以心脏供血不足为其主要特点。重要的易患因素有高龄、高脂血症、高血压、吸烟和糖尿病。可分为隐匿性冠心病、心绞痛、心肌梗死、缺血性心肌病和猝死。

心绞痛是冠状动脉供血不足,心肌急剧的、暂时的缺血与缺氧所引起的临床综合征。其发病特征为突然发作的阵发性前胸压榨性疼痛,主要部位在胸骨后部,疼痛可放射至左臂内侧。本病多见于 40 岁以上男性。

心肌梗死是冠状动脉闭塞,血流中断,使部分心肌因严重的持久性缺血而发生局部坏死。表现为剧烈而较持久的胸骨后疼痛、发热、白细胞增多、红细胞沉降率加快、血清心肌酶活力增高及进行性心电图变化,可发生心律失常、休克或心衰。

本病属于中医的"厥心痛"、"胸痹"、"心痛"、"心胃痛"等范畴。

【单方验方】

1. 旋覆花 9 克,桃仁 9 克,沉香 4.5 克,青葱管 7 条,田七 4.5 克。每日 1 剂,水煎 2 次,连服 10 余剂。

2. 毛冬青 60 克,水煎服,每日 2 次,10 日为 1 个疗程。

3. 西洋参、三七、鸡内金、琥珀、珍珠粉各 10 克,麝香 0.3 克。共研为细末,调匀。每次 2 克,每日 2～3 次。治心绞痛。

4. 黄芪 30 克,当归、白芍各 12 克,川芎 9 克,生地 15 克,炙甘草 6 克。水煎服。每日 1 剂,每日 2 次。治心绞痛。

5. 银杏叶 5 克。洗净,切碎,开水浸泡半小时。每日 1 次,代茶饮。

6. 元胡索(醋炒)、香附(酒炒)、五灵脂(醋炒)、没药等份。共研为细末,每次 9 克,热酒调下。主治心痛。

7. 丹参 30 克,白檀香、砂仁各 3 克。水 200 毫升,煎至 160 毫升服。主治心胸痛。

8. 金铃子、延胡索各 60 克。研末,每次 9 克,黄酒送服。主治心口痛及胁痛、腹痛属热者。

9. 白术 120 克,附子 30 克,甘草 60 克。水煎服。主治寒厥心痛。

10. 丹参 10 克,红花 9 克,郁金 9 克,旋覆花 9 克,菖蒲 6 克,远志 9

克,酸枣仁 12 克,橘络 12 克。水煎服。可活血祛瘀,养心安神。主治心绞痛。

【食疗】

1. 薤白 10～15 克(鲜品 30～60 克),葱白 2 茎,白面粉 100～150 克,或粳米 50～100 克。先把薤白、葱白洗净切碎,与白面粉用冷水和匀后,调入沸水中煮熟即可,或改用粳米一同煮为稀粥。每日分 2～3 次温热服,3～5 天为 1 个疗程。

2. 鲜蘑菇(香菇)50 克(干品减半),大枣 7～8 枚。共煮汤吃。每日 1 次,疗程不限。

3. 山楂,生吃,每日 50 克。

4. 每天饮服 1 杯豆浆。

【其他疗法】

1. 艾柱 3～5 壮,取膻中穴,每次灸 3～5 壮,每日 1～2 次。主治胸痹。

2. 大豆煮熟,装入布袋,轮番熨痛处,冷后再换。主治寒凝心脉型心痛。

风湿性心脏病

风湿性心脏病是风湿热的后遗症,是因急性风湿热引起心肌炎后,遗留下来并以瓣膜病变为主的心脏病。临床表现是病变的瓣膜区出现相应的心脏杂音,心室、心房增大,后期出现心功能不全等。风湿性心脏病是常见的一种心脏病,是风湿病变侵犯心脏的结果,表现为瓣膜口狭窄和或关闭不全,患者中女性多于男性。可伴有风湿性关节炎。早期可无症状,随时间的推移产生心脏增大、心律失常,一般经过 10～15 年逐步出现心力衰竭。属于中医"心悸"、"水肿"、"胸痹"、"哮喘"等范畴。

【单方验方】

1. 葶苈子炒黄,研为细末,每次 4 克,每日 3 次,吞服,15 日为 1 个疗程。

2. 大黄 9 克,黄柏 6 克,黄连 6 克。水煎服。功效泻火止血。主治咯血,由风湿性心脏病二尖瓣狭窄所致,伴有面赤、颧红、唇红、便秘、脉洪大。

3. 附子 9 克,桂枝 6 克,黄芪 10 克,白术 10 克。水煎服。能温阳益气。主治吐血。症由风湿性心脏病二尖瓣狭窄所致,伴有胸闷气急,口唇发绀,咳嗽,舌色绛而红润,脉细弱。

4. 桂枝 6 克,太子参 20 克,黄芪 15 克,麦冬 15 克,淮小麦 30 克,红枣 7 枚,百合 15 克,龙骨 30 克,牡蛎 30 克,炙甘草 6 克。水煎服,每日 1 剂,分 2 次服。能益气养阴,健脾养心。主治气血亏虚之风湿性心脏病。

5. 桂枝 6 克,赤芍 12 克,桃仁 12 克,红花 6 克,川芎 6 克,丹参 15 克,益母草 30 克,郁金 9 克,香附 6 克。水煎服,每日 1 剂,分 2 次服。能活血化瘀,疏通心脉。主治心肺脉络瘀阻之风湿性心脏病。

6. 桂枝 9 克,熟附块 15 克,赤芍 12 克,黄芪 15 克,丹参 15 克,益母草 30 克,茯苓 12 克,杏仁 9 克,防己 9 克,葶苈子 9 克,赤小豆 30 克,桃仁 12 克。水煎服,每日 1 剂,分 2 次服。能活血化瘀,温阳益气,强心利水。主治心肾阳虚之风湿性心脏病。

【食疗】

1. 白木耳、黑木耳各 10 克,温水泡发并洗净,放入小碗中,加水和冰糖少量。隔水蒸 1 小时。1 次或分数次食用。

2. 薤白 10~15 克(鲜者 30~60 克),葱白 2 茎,洗净、切碎、煎汤,或与粳米 100 克同煮为粥,日服 1~2 次。

3. 柏子仁 10~15 克,放入猪心内,隔水炖熟服食,3 天左右服 1 次。

【其他疗法】

药楊药被疗法:取大麦秸和小麦秸,制作成麦秸楊和麦秸被,令患者睡在床上,盖上麦秸被。治风湿性心脏病所致水肿。

高 血 压

高血压是一种以体循环动脉血压增高为主的全身性慢性疾病。可分原发性高血压和继发性高血压。原发性高血压是指病因尚未十分明确的高血压,约占高血压患者的 90％,按照世界卫生组织建议使用的血压标准,成年人的正常血压应在 18.6/12 千帕(140/90 毫米汞柱)或以下,血压持续在 21.3/12.6 千帕(160/95 毫米汞柱)或以上者为高血压,而血压临界于两者之间的为临界性高血压。高血压的主要症状为头晕、头痛,可伴有失眠、健忘、憋闷、耳鸣、乏力等,晚期可导致心、脑、肾器官的病变。本病的病因尚未明了,可能与遗传、饮食、职业和环境、吸烟、肥胖等因素有关。属于中医"头痛"、"眩晕"、"肝风"等范畴。

【单方验方】

1. 夏枯草 10 克,龙胆草 3 克,益母草、白芍各 10 克,甘草 6 克。水煎服,每日 1 剂,分 2 次服。

2. 茯苓、清半夏各 9 克,白术、白芍、附片各 6 克,生龙骨、生牡蛎各 12 克,生姜 4.5 克。水煎服,每日 1 剂,分 2 次服。

3. 黄精 20 克,夏枯草、益母草、车前草、豨莶草各 15 克。用水浸泡 30 分钟,再煎煮 30 分钟,每剂煎 2 次,将 2 次煎液混合,早、晚分服,每日 1 剂。有清肝平肝,通经利尿降压作用。适用于高血压,症见眩晕如坐舟车,头痛心烦,口干面赤,舌质偏红,苔黄,脉弦。

4. 豨莶草、槐花各 50 克。水煎服。治高血压,症见四肢麻木,腰膝无力。

5. 生赭石 4～6 克,夏枯草、法半夏、车前草各 10 克。水煎。每日 1 剂,分 2 次服。用以平肝清热,化痰利湿。

6. 苦瓜 100 克,芹菜 200 克。水煎服。

7. 车前子 60 克,水煎代茶饮,每日 1 剂,15 日为 1 个疗程。

8. 罗布麻叶 3～6 克,开水泡,代茶饮,或早、晚煎服。

9. 白芍 6 克,杭菊花 6 克,钩藤 9 克,白蒺藜 9 克,酸枣仁 9 克,牡蛎 15 克。水煎服。用以平肝潜阳,养心安神。主治原发性高血压初期阳亢者,症见头痛,头晕,失眠,耳鸣,心悸,疲乏等神经功能障碍症状者。

10. 生地黄12克,龟板15克,山萸肉4.5克,女贞子9克,麦冬6克,石斛9克。水煎服。可滋阴补肾。主治原发性高血压初期阴虚者。

【食疗】

1. 茄子250克,切碎,加大蒜10瓣,同炒熟,油和食盐少许,可经常食用。

2. 鲜豆腐浆适量,粳米60克,冰糖适量。以豆腐浆代水与粳米煮粥,煮好后入冰糖1～2沸即可,可经常食用。

3. 地瓜100克,去皮捣烂绞汁,用凉开水和服,每次1酒杯,每日2～3次。

4. 紫菜和海带各适量,烧汤。经常当小菜吃。用以滋补肝肾,平肝潜阳。

5. 胡萝卜200克,洗净、切碎、捣烂后取汁,每次服30毫升。

6. 芹菜25～50克,洗净榨汁,每日1剂,分3～5次服用。芹菜根100克,水煎服亦可。

7. 向日葵全盘2～3个(中等大小),母鸡1个。将母鸡和向日葵一同煮熟。热食。用以益气养血,滋补肝肾。

8. 花生仁、醋适量。将花生仁浸泡在食醋中1周以上,时间越久越好。每天晚上临睡前服,每次2～4粒,嚼碎吞服,连服7天为1个疗程。用以疏肝降火,调理气血。一般治疗1个疗程,血压即降至正常范围。治高血压、动脉粥样硬化,可以降低血胆固醇和三酰甘油。

【其他疗法】

1. 夏枯草30克,钩藤20克,桑叶15克,菊花20克。煎水洗脚,每日1～2次,每次10～15分钟。

2. 盐附子、生地各50克。捣烂,每晚敷两足心,外用纱布包扎。治高血压。

3. 取草决明子、菊花各等份,作枕芯。

4. 白菊花1 000克,川芎400克,丹皮、白芷各200克。研为粗末,装入密布枕芯,每晚头枕睡,有明显的降压作用,头痛者加细辛 100 克。同时可少服或停服降压药。

5. 取耳背静脉。先以左手拇指在耳背部按摩使之充血,以右手持三棱针选粗而充盈的静脉点刺放血。每日 1 次。

低血压

低血压是指体循环动脉血压偏低,当收缩压低于 12 千帕(90 毫米汞柱)时,舒张压低于 8 千帕(60 毫米汞柱)时,称为低血压。其主要症状为头晕、气短、心慌、乏力、健忘、失眠、神疲易倦、注意力不集中等。女性可有月经量少,持续时间短的症状。中医属于"眩晕"、"虚劳"、"晕厥"等范畴。

【单方验方】

1. 甘草 15 克,桂枝 30 克,肉桂 30 克。当茶频频饮服。服 3 天血压即可升高,少者 2 天血压恢复正常。

2. 甘草、五味子各 6～12 克,茯苓 15 克。每日 1 剂,水煎服或泡茶饮。

3. 黄精、党参各 30 克,炙甘草 10 克。每日 1 剂,水煎服。

【食疗】

1. 人参、麦冬、五味子各 5 克,糯米 10 克。水煎,取煎液,再把鱼刮鳞去肚杂,与糯米用上述煎液煮粥。喝粥,每周 2 次,连服 9 周。用于低血压属气阴两虚者。

2. 黄芪 50～100 克,母鸡 1 只,剖腹去肠杂,黄芪放入鸡腹内,炖鸡至熟烂,去黄芪,吃鸡饮汤。

3. 桂圆肉 3～9 克,每日服,有效。

4. 黄芪 50 克,红枣 10 枚,粳米适量。水煎,同煮成粥,分次食用。

慢性心力衰竭

慢性心力衰竭是指慢性原发性心肌病变和心室因长期压力或容量负荷过重,使心肌收缩力减弱,不能维持心排血量。分为左心、右心衰竭和全心衰竭。常见病因是风湿性心脏病、高血压、缺血性心脏病、心肌炎、主动脉瓣狭窄或关闭不全、室间隔缺损、肺源性心脏病、肺动脉瓣狭窄等。任何年龄均可发生,一般可控制症状,常有反复发作,有部分病人可获痊愈。属于中医"心悸"、"怔忡"、"水肿"、"喘咳"、"痰饮"等范畴。

【单方验方】

1. 葶苈 12～15 克,大枣 10～12 枚。水煎服,每日 1 剂。治疗风湿性心脏病心力衰竭。

2. 鲜万年青根 15～30 克。水煎服,每日 1 剂,分 3 次服,病情好转后,逐渐减少剂量,至停服即可。

3. 玉米须 30 克。水煎服,每日 1 剂,分 3 次服。

4. 夹竹桃叶粉,第 1 天 200～300 毫克,分 2～3 次服,病情好转后改为每日 50～100 毫克维持,治疗各种心脏病所致的心力衰竭。

5. 冬瓜子、西瓜子或甜瓜子各 120 克,茯苓 50 克。打碎用黄酒送服。可泻肺利水。

6. 老茶树根 30 克。水煎,加适量黄酒,每日 2 次分服,或睡前 1 次服,连服 1～2 个月。

7. 葫芦壳 30～60 克,冬瓜皮、西瓜皮各 30 克。水煎服。

【食疗】

1. 猪心 1 000 克放置锅中,加生葱、姜、豆豉、酱油、面酱、黄酒适量,加水小火煨炖食用。

2. 葶苈子 15 克,鸡蛋 2 个。葶苈子煎汁去渣,把鸡蛋放入汁内煮熟,吃蛋喝汤。连服 5 天。

3. 鲜椰子汁,适量饮服。

心律失常

心律失常是指心脏冲动的频率、节律、起源部位、传导速度与激动次序的异常。正常的心脏激动起源于心脏的窦房结,窦房结是心脏起搏的最高"司令部"。由"司令部"发出的"指令"按一定的顺序和时间依次下传到心房和心室,激发心脏相应的部位产生激动。属于中医"心悸"、"怔忡"、"眩晕"、"晕厥"、"虚劳"、"水肿"等范畴。

【单方验方】

1. 用苦参15~30克。水煎服,每日1剂,分3次服。主治房性、室性早搏。

2. 冬虫夏草,研细粉末,吞服,每次0.5~1克,每日3次,主治早搏、阵发性快速型心律失常。

3. 用红参9~15克。水煎服,每日1剂,或切片咀嚼。适用于阳气虚弱型缓慢性心律失常。

4. 仙鹤草20克,地锦草15克,龙眼肉30克。水煎合冰糖服。功效养血宁心。主治心动过速。

5. 炒酸枣仁、天冬各9克,白茯神18克。研末,每次6克,睡前用酒送服,连续6天。主治夜睡心神不安。

6. 远志60克,人参30克,菖蒲60克,白茯苓60克。研末,炼蜜为丸,如梧桐子大,朱砂为衣。每次30丸,用米汤送服。主治痰迷心窍,惊悸怔忡。

7. 人参15克,熟地60克,黄连0.9克,肉桂1.5克。水煎服。主治怔忡,日轻夜重,睡眠差。

【食疗】

1. 蜂蜜,每日10~25克,继续服用1~2个月。

2. 酸枣仁30克,生地黄15克,粳米适量,煮粥食。治心慌、失眠。

3. 猪心1 000克放锅内,入大葱、姜、豆豉、酱油、面酱、黄酒各适量,加水小火煨炖食用。适于心血虚亏、心悸、烦忧等症。

4. 龙眼肉 15 克,红枣 10 枚,粳米 60 克。将龙眼肉、红枣用清水洗净,与大米同煮成稀粥,早、晚温服,连服 10～15 天。

5. 桃仁 12 克,粳米 60 克。将桃仁捣烂取汁,再与粳米共入锅中,水煮成粥。早、晚餐温服,连服 7～10 天。

6. 鹌鹑 1 只,三七粉 1～2 克,食盐、味精少许。将鹌鹑洗净切块,加入三七粉、食盐少许,隔水蒸熟,调入味精即成。食肉饮汁。每日 1 剂,连服 7～10 天。

【其他疗法】

朱砂 3 克,灵磁石 6 克,共研为细末,装入布袋,放在帽子内戴在头顶。治失眠、心悸。

急性胃炎

胃炎是胃黏膜炎症的统称。是一种常见病,可分为急性和慢性两类。急性胃炎是由于饮食不当或食用被污染食物而引起的一种消化道疾病,因常伴有肠炎,故又称急性胃肠炎。本病常发生于夏秋季节,起病急,主要表现为发热、恶心、呕吐、腹泻及腹痛,严重时还可造成病人脱水及休克。也有因暴饮暴食、食后受寒所致。病情轻重与个体抵抗力、细菌数量有关。急性胃炎属于中医"呕吐"、"恶心"等范畴。

【单方验方】

1. 用鲜马鞭草、鲜鱼腥草,捣烂,加凉开水适量,搅匀后,绞取药汁服用。每日 2 次。

2. 茶叶 100 克,干姜 50 克,研末混合。每日 2～3 次,每次 5 克,用开水送下。可治急性胃肠炎、菌痢引起的腹痛。

3. 鲜石榴树叶、鸡冠花各 25～40 克。水煎服,每日 1 剂,分 3 次服。治急性胃肠炎,恶心,腹泻次数较多。

4. 竹茹 15 克,生姜 10 克。水煎服。用于急性胃肠炎呕吐恶心较重者。

5. 甘草 3 克,苏叶、藿香、陈皮、半夏、茯苓、厚朴、木香、大腹皮各 10 克,车前子、白术各 12 克,薏苡仁 15 克。水煎,水开后 20 分钟即可。每日 1 剂,分 2 次服。治疗急性胃肠炎,亦可用于慢性胃肠炎急性发作。适应于呕吐,恶心,大便稀水状或糊状,肠鸣,腹胀,或伴有恶寒、清涕、头痛等症。口苦或轻微发热者,加黄芩 12 克;头痛加白芷 10 克;腹痛甚者,加延胡索 12 克。

6. 苍术、陈皮、厚朴(姜汁炒)各 100 克,甘草(炙)36 克,藿香 24 克,砂仁 12 克。共为细末,每次 9 克,开水调服,每日 3 次。适用于呕吐,腹泻,胸满腹痛,或伴发热、头痛等症。

7. 藿香 15 克,黄连、生姜各 7.5 克。水煎服。治急性胃肠炎初起,突然腹痛,上吐下泻,口渴,小便短赤,发热或不发热者。

8. 老柚子皮 15 克,茶叶 10 克,生姜 2 片。水煎服。治急性胃肠炎初起。

慢性胃炎

慢性胃炎通常又可分为浅表性胃炎、萎缩性胃炎和肥厚性胃炎。慢性胃炎病程迁延,大多无明显症状和体征,一般仅见饭后饱胀、泛酸、嗳气、无规律性腹痛等消化不良症状。确诊主要依赖胃镜检查和胃黏膜活组织检查。本病常见于成人,许多病因可刺激胃,如饮食不当、病毒和细菌感染、药物刺激等均可能引发本病。慢性胃炎属于中医"胃脘痛"、"痞满"、"吞酸"、"嘈杂"、"纳呆"等范畴。

【单方验方】

1. 败酱草,用凉开水洗 1 遍,食用,每日 3 次,一般连服 5 日。

2. 五灵脂 4.5 克,炮姜 1.5 克。研末,用热酒冲服。

3. 炒荔枝核 3 克,木香 2 克。研末,以温开水送服,每次 3 克。主治胃脘当心而痛。

4. 凤眼草(又名椿树荚)60 克。炒焦研末,黄酒送服,每次服 9 克,每日 2 次。可和胃止痛,用治各种胃痛,日久不愈或时愈时犯。

5. 干姜 5 克,研成粉末,每次 5 克,用温水送服。治胃痛。

6. 乌梅 2 枚,砂仁少许。共同炒黄,研末口服。治胃痛。

7. 苦参 30 克,黄连 10 克,大黄 6 克。加水 150 毫升,煎至 60 毫升,每次口服 20 毫升,日服 3 次,服药后禁食 1 小时。用于胃炎、食管炎。

8. 艾叶(炒)10 克,水煎服。治胃痛久而不愈,痛时喜按,得热则痛减。

9. 五灵脂 50 克,广木香 25 克。共研为细末,每次服 10 克,温开水送服。治慢性胃炎,症见胃脘胀满作痛者。

10. 白术 120 克,黄连 15 克,橘红 30 克。研为细末,神曲糊丸,如绿豆大。每服 50 丸,姜汤送下。主治嘈杂。

【食疗】

1. 生姜 10 克,土豆 100 克,橘子(去皮与核)适量。将生姜、土豆分别洗净,切碎,三物共用洁净纱布绞取汁液,饭前服 1 汤匙。用于治疗胃神经官能症之呕恶,食欲缺乏等症。

2. 猪肚 100 克,切成细丝,和大米 100 克,煮成粥饮服。治脾虚所致食欲不振。

3. 饴糖 20 毫升,加温开水 100 毫升溶化,顿服,每日 3 次,可缓解胃及十二指肠痉挛疼痛。

4. 鲜马铃薯,捣碎榨汁,每次 100 毫升,饭前半小时口服,每日 2~3 次。治慢性胃炎和肠胃消化不良。

5. 锅巴 100 克,陈皮 9 克,鸡内金 9 克。水煎服。

【其他疗法】

1. 取中脘、梁门、足三里等穴拔罐。治胃病。

2. 取吴茱萸 15 克,研末,醋调为糊状,敷脐中穴或前心窝鸠尾穴。治胃痛。

胃 下 垂

胃下垂是指站立时,胃的下缘达盆腔,胃小弯弧线最低点降至髂嵴连线以下,称为胃下垂。常有消化系统、神经系统及全身其他病状,并有腹肌松弛、体重减轻等体征。现代医学认为,胃下垂是一种功能性疾病,是由于胃平滑肌或韧带松弛所致。患者因长期劳累、大脑过度疲劳,强烈的神经刺激和情绪波动不断作用于大脑皮质,使皮质和皮质下中枢功能失调,导致植物神经功能紊乱,使胃紧张力减弱,蠕动缓慢,功能减退。但少数患者,因胃肠蠕动亢进,食物在胃内停留时间较短,营养物质不易被吸收,消化功能低下,故日渐消瘦,也可导致胃下垂和其他内脏下垂。属于中医"腹胀"、"恶心"、"嗳气"等范畴。

【单方验方】

1. 淡附片9～30克,炒白术9～15克,焦艾叶12～30克。水煎服,每日1剂,连服50天。

2. 苍术15～20克。水煎服,每日1剂,连服1～3个月。

【食疗】

1. 韭菜子60克,捣烂,加蜂蜜120克,开水冲服。每日1～2次。

2. 猪肚250克,白胡椒15克。猪肚洗净切片,同白胡椒共煮熟后食用。治胃下垂及胃虚寒疼痛。

3. 龙眼肉120克,猪小肚1个。用龙眼肉炖猪小肚,内服有效。用以健脾益胃,升提中气。

【其他疗法】

鲜石榴皮、升麻粉各60克。同搅拌至黏结成块,制成一直径为1厘米的球形物,置于神阙穴,胶布固定。患者仰卧,放松腰带;用热水袋(水温60℃)熨烫脐部,每次30分钟以上,每日3次,10天为1个疗程。

呃　逆

呃逆俗称打嗝。呃逆因脑血栓形成、脑出血、脑肿瘤、颅脑外伤等疾患直接或间接影响呼吸中枢而继发出现的,常见于中枢性呃逆;呃逆因肾功能不全、尿毒症、用药不当而引起的,多为中毒性呃逆;呃逆因胃肠、胸膈、肝胆疾病刺激了膈神经而造成的,多为反射性呃逆;呃逆的发生与精神、情志因素有关。

【单方验方】

1. 白芝麻 30 克。泡水,代茶饮。主治呃逆嗳气。

2. 煨姜 30 克,陈皮 9 克,加水 500 毫升煎服。主治呕逆,胃气欲绝之症。

3. 黄连 3 克,紫苏叶 2.4 克。水煎温服。

4. 柿蒂 7 枚,烧存性,研为细末,用黄酒调服。

5. 黄杨木 30 克。水洗净,煎服。主治呃逆实证,胃火上逆或虚证胃阴不足。

6. 高丽参、牛膝各 9 克,白术、云苓各 15 克,陈皮、丁香各 3 克,沉香 6 克。水煎,空腹服用。禁忌恼怒。

7. 胡椒 10 个,桔梗 3 条,枇杷叶 3 张。柿蒂为引,水煎服。

8. 陈皮 60 克,枳壳(炒)30 克。加水 60 毫升,煎至 30 毫升。

【食疗】

1. 干柿蒂,烧存性,研为细末。每次 6 克,用姜汁、砂糖等份和匀,温开水调服。主治各种呃逆。

2. 鸡蛋 1 个,于沸水中煮 3～5 沸,出水后用冷水浸,外寒内热时食用。主治传染病后的呃逆。

噎　膈

噎膈是指饮食吞咽受阻,或食入即吐的病证。噎即噎塞,指食物下咽时噎塞不顺;膈为格拒,指食管阻塞,食物不能下咽入胃,食入即吐。大致包括西医之食道癌、贲门癌及食管炎等。

【单方验方】

1. 牛乳、韭菜、姜、藕、梨汁各 200 毫升。白开水冲服,每次 200 毫升。

2. 神曲 30 克,橘皮 60 克。共研细末,炼蜜和丸,如鸡子大。每次 1 粒,含化咽津。

3. 昆布 60 克,小麦 16 克。水煎,不拘时服 50 毫升,再口中常含昆布 2～3 片。主治反胃、噎膈。

4. 柿蒂 15 克,甘草 10 克,生刀豆 20 克。水煎服。

【食疗】

生鹅血半杯,加少许黄酒加热饮服。每日 1～2 次,连续服用,可润燥、化瘀、软坚。

【其他疗法】

北细辛、公丁香、巴豆仁各等份。将上药共研细末,用蜡纸卷成筒状,粗细视患者鼻孔大小而定。长约 5 厘米,两头用棉线扎紧,或用蜡密封,从中间剪断成两卷。将两药卷分别塞入患者两鼻孔内(剪断 1 端对准鼻孔内,扎紧之端在鼻孔外),稍停片刻,患者感到头顶上有凉感时,食管即刻放松,可吞咽食物。主治食管痉挛引起的噎膈。

呕　　吐

呕吐以晨起为著(婚后的育龄妇女,要考虑早孕反应),若呕吐物为隔日食物,并伴有腐臭味,可能为幽门阻塞。若精神刺激后出现呕吐,则常为神经官能症、癔症等。若呕吐起病急,且为集体先后发生时,应警惕食物中毒。若呕吐伴眩晕、听力进行性减退、恶心、眼球震颤时,常见于梅尼埃病。若呕吐伴剧烈头痛,呈喷射状,无恶心等先兆者,多见于急性脑血管病,颅内压升高时。若呕吐伴贫血、水肿、肾功能减退者,则应想到尿毒症。若呕吐伴黄疸、右上腹疼痛者,多见于急性胆管感染、急性肝炎或胆管蛔虫。

【单方验方】

1. 橘皮 120 克,生姜 30 克。水煎,随意服,慢慢咽下。

2. 天冬 9 克,熟地 12 克,党参 9 克,蜂蜜 30 克(冲)。用水泡服。能养胃润燥。

3. 神曲、麦芽各 15 克。水煎服。

4. 生姜 9 克,灶心土 30 克。水煎服,每日 1 剂,分 2 次服。

5. 法半夏 15 克,丁香、生甘草各 6 克,朱砂 3 克,冰片 0.6 克。先将前 3 味药研为极细末,然后分别将朱砂及冰片细末拌入调匀,装瓶密封。每日 2 次,每次 3 克,饭前半小时服,或装胶囊吞服。功效和胃降逆止呕。

6. 白术 90 克,半夏 60 克,橘皮 90 克,干姜 90 克,丁香 30 克。研为细末,姜汁煮糊为丸,如梧桐子大。姜汤送服每次 30 丸,饭前服。

7. 藿香 30 克,大黄 6 克。两药同煎,开锅后约 15 分钟,去火过滤。少量频服。可化湿醒脾,通降胃气,和中止呕。

8. 代赭石 30 克,柿蒂 30 克。水煎服,每日 1 剂。降逆止呕。

【食疗】

1. 猪胆 1 个,赤小豆 20 粒。把赤小豆放入猪胆内,阴干后共研为细末备用。每次 1 克,每日 2 次,用白开水冲服。可清热和胃止呕。

2. 胡椒 21 粒,木香 1 小块,糯米 1 撮。同炒至米熟,研为细末。加水 80 毫升,煎至 50 毫升,煎 2 次,温服。可开胃和气。

3. 绿豆、冰糖各 16 克。水煎服,可治恶心。

4. 蔗糖 100 克,姜汁 50 毫升。和匀,服下。主治干呕。

【其他疗法】

1. 取生姜汁,先用大拇指、食指推揉内关、足三里穴各 5 分钟,然后蘸姜汁轻轻揉背心 1 分钟,可以止呕。

2. 大蒜头 5 个,吴茱萸(研末)10 克。将蒜头去皮捣烂,与吴茱萸末拌匀，揉成 5 分硬币大小的药饼，外敷两足心（涌泉穴）。一般 2 小时后即可见效。治疗顽固性呕吐。

∽ 消化不良 ∾

消化不良，主要指饮食物进入体内未完全消化，而无法吸收所形成的一种病症。轻者无较大疼痛，仅仅表现为腹部的不适；重者可出现大便次数增多，便溏如水，呈蛋花样便，食欲减退，腹胀等症状，并且因食物未完全消化、吸收，而致体重不增加，身体日益消瘦。

【单方验方】

1. 炒山药 4 克，鸡内金 1 克。共研为细末，加适量红糖。加水煮沸成糊状，每日 3 次。可健脾开胃。

2. 牡蛎壳、苍术各 90 克。牡蛎壳用火焙干，研面；苍术晒干、研面，混合搅匀即可。每日 3 克，每次 1.5～2 克，饭后服。用以疏肝和胃健脾。

3. 锅巴 100 克，陈皮 10 克，鸡内金 10 克。水煎服。对健胃止痛有效。

【食疗】

1. 常服含纤维素多的蔬菜类食物，如青菜、大白菜、菠菜、卷心菜等，以增加肠内容物的容量以利肠蠕动。

2. 苹果 1 个，每天饭后吃，对消化不良、慢性胃炎、反胃等有效。

3. 山楂 5 克，萝卜 9 克。水煎服。主治肉类食积不化。

【其他疗法】

1. 取下脘、大横、气海、足三里等穴拔罐，每日 1～2 次。

2. 取葱头 1 个，剥去外皮，推擦前心及上腹部。每日 1～3 次。用于食欲不振。

上消化道出血

上消化道出血是临床常见的消化系统急症。病死率约为 10%。常由食管、胃、十二指肠、上段空肠以及胰管和胆管的黏膜炎症、糜烂,溃疡或憩室、血管扩张引起。某些全身性疾病,如急性感染,肿瘤,血液系统、结缔组织疾病,慢性肾炎,尿毒症,脑溢血及昏迷等也可引起。临床主要表现为呕血及黑便,和由出血引起的全身症状。其程度取决于出血病变的性质、部位、失血量与速度,同时与患者在出血时的全身情况有关。中医称为"呕血"。

【单方验方】

1. 大黄 3 克,每 6 小时 1 次;出血多,每 4 小时 1 次。

2. 人参,研为细末。每次 3.5 克,以鸡蛋清加清水 25 毫升搅匀服下。主治吐血不止。

3. 大蓟汁、生地黄汁各 30 克。和匀,加姜汁、生蜜少许搅匀服用,不拘时候。主治吐血、呕血。

4. 干姜 5 克,研末,温水送服。治吐血不止。

5. 铁树皮 15 克,黄酒半杯。水煮铁树皮,冲服黄酒,服后盖被出微汗。主治各种吐血。

6. 生地黄 15～30 克,熟地黄 30～60 克,参三七 3～9 克,丹皮 9 克,荆芥炭 4.5 克。水煎服。能清热滋阴止血。主治呕血,症见血色鲜红,脉虚数。

7. 炒黄连 2.4 克,炒黄芩 9 克,大黄炭 6 克,白及片 9 克,制半夏 9 克,佛手片 4.5 克。水煎服。能清热泻火,化湿止血。主治十二指肠炎并发出血,症见胃脘不适,嘈杂吞酸,头晕心悸,大便色黑、量多,晕厥,口苦等。

8. 小蓟根鲜品 100 克。水煎,代茶饮。主治吐血。

【食疗】

1. 鲜荷叶 100 克,鲜藕节 200 克,蜂蜜 50 克。将荷叶剪碎,鲜藕节切碎,共放在罐中,加蜂蜜,捣烂,再倒入锅中,加水适量,煎煮 1 小时饮用。

2. 白及 12 克,黄母鸡 1 只。将白及放入鸡腹腔内煮烂熟,吃肉喝汤,少加盐,7 天吃 1 只。主治各种胃出血、肺结核咯血。

消化性溃疡

消化性溃疡是消化道的常见病,主要指发生在胃和十二指肠的慢性溃疡。这些溃疡的形成与胃酸和胃蛋白酶的消化作用有关,故称消化性溃疡。一般认为是由于大脑皮质接受外界的不良刺激引起,也有人认为与幽门螺旋杆菌感染有关。本病的总发病率占人口的 5%~10%,十二指肠溃疡较胃溃疡多见,以青壮年多发,男多于女。溃疡病以疼痛为主要症状,其疼痛多为周期性发作,秋季至春季是发作季节,可由气候寒冷或饮食不节而诱发,胃小弯溃疡的疼痛多于餐后 0.5~1 小时发生,十二指肠溃疡或胃幽门部溃疡,多发于餐后 2~4 小时,有时可在半夜发生,但老年人的疼痛部位常无固定也缺乏明显的时间规律。属于中医学"胃脘痛"、"心下痛"等范畴。

【单方验方】

1. 生甘草、煅瓦楞子各等份。研成细粉。每次口服 15 克,每日 3 次。适用于胃、十二指肠溃疡所致泛酸。不吐酸者不宜用。

2. 乌贼骨或鸡蛋壳适量,烘干,研为极细末,每次 5 克,每天3~4次。饭前半小时温水送服。治胃酸过多的溃疡病。

3. 黄连、吴茱萸各 30 克。黄连同吴茱萸用井花水浸 7 日,去黄连,将吴茱萸焙干研末。每次 49 粒,每日清晨用米汤送服。主治吞酸。

4. 甘草 500 克,研末,每日 3 次,每次服 7.5 克,服用 3 周。用于溃疡病胃痛。

5. 钟乳石、蒲公英各 30 克,黄柏 10 克,肉桂 5 克,甘草 6 克。水煎服,每日 1 剂,煎服 2 次。适用于溃疡病,辨证属寒热错综,虚实夹杂,脾胃不和者。

6. 黄芪、当归、桂枝、炙甘草各 9 克，芍药 18 克，大枣 7 枚，高良姜 4.5 克，饴糖（冲）30 克，煅瓦楞子 15 克。水煎服。可温中散寒，益气和中。主治十二指肠溃疡，症见饥饿时痛重，进食则能够缓解，夜间剧痛，放射至腰背部，恶心吐酸水。

7. 白豆蔻、肉桂各 30 克。共研为细末，每服 2 克，每日 3 次，饭前服。主治寒、湿、虚证性胃、十二指肠溃疡。最好在冬令时服。

8. 三七 1.5～3 克，研末，内服。治胃、十二指肠溃疡的顽固疼痛。

9. 荔枝核 2 份，广木香 1 份。共研为细末和匀，每服 5～10 克，如有出血者加醋五灵脂和当归尾各 1 份。

10. 侧柏叶、白及各 15 克。共研细末，每日 2 次，每次 5～10 克，温开水送下。主治溃疡病出血，大便呈黑色者。

【食疗】

1. 新鲜牛奶 200 毫升，每天 2～3 次。具有保护胃壁黏膜，促进溃疡愈合作用。

2. 甘蓝汁，每次半杯，内服。每日服 2 次。5～7 天为 1 个疗程。

3. 怀山药 100 克，粳米 100 克。一起加水煮成稀粥，每天 1 剂，分 3 次饮服。用于胃及十二指肠溃疡。

4. 猪肚 1 只，生姜 250 克。将猪肚洗净后，塞入切碎的生姜，结扎好后，用慢火煮至猪肚熟而较烂，使姜汁渗透到猪肚。服时只吃猪肚，煮熟后的汤也必须吃掉（如汤味辣，可冲开水）。每只猪肚可吃 3～4 天。连续吃 8～10 只。

5. 小白菜、白糖。用小白菜整棵洗净绞汁，每次用 20～30 毫升，加入白糖内服。治疗溃疡病出血。

【其他疗法】

1. 取天枢、关元、三阴交等穴拔罐。治腹痛。

2. 取白胡椒 15 克，研细末，每次用 0.2 克敷脐。适用于寒凝腹痛。

3. 用吴茱萸、小茴香各等量，研末，每次取 0.5 克，用热酒调和放入脐中。适用于虚寒腹痛。

慢性结肠炎

慢性结肠炎是指直肠结肠因各种致病原因导致肠道的炎性水肿、溃疡、出血病变。通常根据致病原因分为特异性,即有明显原因的结肠炎,和非特异性即致病原因不明的结肠炎。慢性结肠炎患者大多身体虚弱、抵抗力差,胃肠道易并发感染,更应注意饮食卫生,不吃生冷、坚硬及变质食物,禁酒及辛辣刺激性强的调味品。患者应密切观察自己对各种食品的适应性。如吃某种食物后腹泻加重,尽量不要食用这种食物。

溃疡性结肠炎是慢性非特异性溃疡性结肠炎的简称,为一种原因未明的直肠和结肠慢性炎性疾病。主要临床表现是腹泻、黏液脓血便、腹痛和里急后重。病情轻重不等,多反复发作或长期迁延呈慢性经过。本病可发生于任何年龄,以 20~50 岁为多见。男女发病率无明显差别。本病属于中医学的"下痢"、"泄泻"等范畴。

【单方验方】

1. 锡类散(成药),每次 2 支,空腹吞服,每日 3 次。

2. 蜜蜡、明矾等量。溶化为丸,用量每日 6~10 克,分 2 次吞下。饭前服。能护膜解毒,托里化脓。主治久脓血痢,对慢性非特异性溃疡性结肠炎更适合。

3. 鲜马齿苋 150 克(干品折半)洗净,加 1 碗水,用文火煮熟即可服用。勿加盐,油等物。

【食疗】

1. 紫皮大蒜 30 克,去皮捣碎,加少许白糖、食醋或细盐,拌匀服下,每日 3 次,连服 3 日。

2. 石榴皮 15 克,水煎后加适量红糖服用,每日 2 次,饭前空腹服。

【其他疗法】

车前子 30 克,公丁香 10 克,川椒、肉桂各 15 克。研为细末,用醋调和制成如龙眼大的药饼。将药饼放在脐上,热熨。治慢性肠炎、结肠炎。

泄　泻

泄泻是指肠管蠕动加快引起的排便次数增多、大便稀溏的症状。在许多疾病中可见泄泻,如萎缩性胃炎、慢性胰腺炎、急性肠炎、慢性肠炎、慢性结肠炎、结肠过敏、肠结核等。一般急性泄泻多发生于夏、秋两季,多由于食物中毒,急性传染病,饮食不当,变态反应(进食鱼、虾等致敏原),化学中毒(如硫酸镁、新斯的明、利血平等)等而致。

【单方验方】

1. 大蒜,每次 1～2 头,内服,每日 3 次。治急性肠炎,腹痛腹泻。

2. 鲜马齿苋 50～100 克。水煎服,每日 1 剂,分 2～3 次服。适用于泻下肛门灼热,心烦口渴,舌苔黄而厚腻等症。

3. 炒苍术、车前草、神曲各 15 克。水煎,分 2 次服。治急性肠炎初起,大便水样。

4. 茶叶 15 克,生姜 10 克。加水 2 碗,浓煎半碗,1 次服下。治急性肠炎,症见水泻不止,泻下清稀,面色萎黄,舌淡苔白等症。

5. 益智仁 60 克,水煎服。主治腹胀泄泻,日夜不止。

6. 胡椒 14 粒,生姜 3 克,淡豆豉 6 克。煎汤热服。主治寒泻肚腹疼痛,手足厥冷。

7. 车前子,炒后研为细末,每次 6 克,用米汤送服。主治暴泻不止,小便不通。

8. 乌梅、干姜等量为末,每次 3 克,稀粥送服。主治水泻不止。

9. 黄连、吴茱萸、白芍。研为细末,每次 3 克,空腹米汤送服。主治湿痢,症见腹胀,周身困重,便如豆汁混浊。

10. 制附片 6 克,煨肉蔻 6 克,补骨脂 12 克,吴茱萸 3 克,五味子 4.5 克。水煎服。主治五更泻,症见黎明腹痛,肠鸣即泻,泻后痛减,腹部畏寒。

【食疗】

1. 鸡蛋 1 个,胡椒 7 粒。用鸡蛋 1 个,将小头破开,入胡椒 7 粒,煨熟。好酒送下,烧酒更好,将胡椒完整吞下。

2. 荞麦苗 500 克,盐、醋、蒜各适量。将荞麦苗煮熟,加盐、醋、蒜。治疗腹痛肠鸣,泻下粪臭如败卵。

3. 车前子 50 克,煎汤代茶。治急性肠炎初起,大便水样。

4. 白萝卜,清水煮。每日常饮,久病也能治愈。用于老年人脾虚泻。

5. 鲜胡萝卜 2 个,炒山楂 15 克,红糖适量。水煎服。本方适用于暑湿泄泻。

【其他疗法】

1. 姜汁加热,适量,将手掌在火上烤热,蘸取姜汁,然后迅速推擦中脘、关元、气海等穴 10 分钟,以透热为度。

2. 葱白、大粒食盐各适量,放锅内炒热,布包敷于腹部。治急性肠炎,水泻不止。

3. 大蒜头 2 个,大蒜去皮捣泥,贴足心或贴肚脐。主治久泻不止。

细菌性痢疾

细菌性痢疾简称"痢疾"。是由痢疾杆菌引起的一种急性肠道传染病。可分为急性细菌性痢疾和慢性细菌性痢疾。幼儿及青壮年发病率高,好发于夏、秋两季,可为散发性,亦可暴发流行。主要由误食不洁食物或是喝生水以及通过苍蝇等传播引起。主要症状为发热、腹痛、腹泻脓血便,每日十数次到数十次,并伴有里急后重,身倦无力,恶心,呕吐,头痛,高烧可达 39℃ 左右等症状。

【单方验方】

1. 乌梅 6~7 个,烧存性,研为细末,空腹黄酒调服。治赤白痢疾久不止。

2. 苍术 60 克,芍药 30 克。研成粗末。每用 30 克,水煎服。主治痢疾腹痛。

3. 大栀子 15 克,高良姜 15 克。和匀,每次 15 克,用米汤或酒调服。

治下痢之后,小便利而腹中虚痛不可忍。

4. 广木香 200 克,苦参 300 克,甘草 200 克。研为细末,水泛为丸,如绿豆大,每日服 3 次,成人每次 15 克,小儿酌减,白开水送服。治急性细菌性痢疾。

5. 黄芩 30 克,芍药 30 克,甘草 15 克。每次 30 克,水煎,温服。主治痢疾腹痛,或后重身热,便脓血。

6. 椿根白皮,焙干,研为细末,每晚服 15 克,白开水送下。或用臭椿根白皮 50 克,水煎服。

7. 马鞭草(连根)3 株,洗净剪碎,加水一大碗,煎成浓汁,加红糖或白糖,1 次服完,日服 2 次。治急性细菌性痢疾。

8. 陈茶叶、陈皮、生姜各 10 克,食盐 5 克。水煎服。治赤白痢。

9. 当归 30 克,枳壳 9 克,黄芩 9 克,加水 150 毫升,煎煮取汁 80 毫升服下,渣再煎服,忌荤腥 3 日。

10. 山楂粉 50 克,广木香 5 克。水煎服,服时加红糖或白糖少许。治急性细菌性痢疾。

11. 黄连、木香、枳壳、茯苓、神曲、麦芽各等份。研为细末,神曲打糊为丸,如桐子大,每次 15 丸,姜汤送服。主治休息痢,脓血不止。

【食疗】

1. 茶叶(绿茶最好)50 克,生姜 10 克。加水 3 碗,煎至 2 碗,每次服半碗,每日服 4 次。如病已 5～6 日,可加醋小半杯(或加红糖或白糖调入均可)同服。治急性细菌性痢疾,腹痛,里急后重,大便混有黏液和脓血。

2. 山楂 60 克,茶叶 15 克,生姜 1.5 克,红糖 15 克,白糖 15 克。前 3 味水煎,加入红、白糖饮服,日服 2 次。主治细菌性痢疾。忌食瓜果、鱼腥、油腻、黏硬等物。

3. 鲜马齿苋 50～100 克,炒熟,加盐少许,当菜吃,每日 3 餐,不拘量。主治急性细菌性痢疾,腹痛,里急后重,大便混有黏液和脓血。

4. 新鲜马齿苋 120 克,绿豆 50 克。煎汤服食。每日 1 次,连服 3～4 次。主治湿热痢疾。

5. 龙井茶 60 克,大蒜 1 个。先将大蒜剥去外皮后捣成酱状,与茶叶

40

同时放入茶壶,用沸水泡开,为茶饮,每日 2～3 次。主治急性细菌性痢疾。

6. 茄子根烧灰,石榴皮研末,用砂糖水送服,治腹泻不止。

【其他疗法】

1. 取黄瓜藤 10 克,烧炭,研末,用食醋调和成药饼,敷脐。

2. 乳香、没药各 30 克,面(炒)30 克,木香、丁香、黄连、肉豆蔻各等份。先将前 3 种药用食醋调为膏,摊布上,再将后 4 种研末,白面浆糊和为丸,放置 1 丸于肚脐内,外用前膏贴上。

3. 吴茱萸 30 克,研为细末,用醋调匀,敷在两足心上,1 小时后取下,每日 1 次,连用 2～3 日。治急性细菌性痢疾。

肝　炎

肝炎就是肝脏有炎性损害。许多致病因素如病毒、细菌、寄生虫、酒精、毒物和药物都会引起肝炎。由药物中毒如雷米封(治疗结核病药)、消炎痛(解热、镇痛、消炎药)等引起的叫药物性肝炎;由长期多量饮酒引起的叫酒精中毒性肝炎;由细菌引起的叫细菌性肝炎;由病毒引起的肝炎,则叫做病毒性肝炎。现在人们日常所说的"肝炎",指的是病毒性肝炎。病毒性肝炎有五型:甲型肝炎、乙型肝炎、丙型肝炎、丁型肝炎和戊型肝炎,或称为 A 型、B 型、C 型、D 型、E 型肝炎。可能还存在第六型肝炎。病毒性肝炎属于中医"黄疸"、"胁痛"、"郁证"、"积聚"、"鼓胀"等范畴。

【单方验方】

1. 垂盆草 30～60 克,水煎服,加糖适量,每日 2 次。连服 5～10 次为 1 个疗程。

2. 鲜猪苦胆适量,焙干,研为细末,入胶囊备用。每次 5 克,每日 3 次。

3. 茵陈蒿 9 克,栀子、黄连各 6 克。水 1 000 毫升,煎至 800 毫升,温服。主治黄疸大便自利。

4. 车前草 12 克,蒲公英 12 克,大枣 10 枚,茵陈(后下)30 克。加水煎至 300 毫升,分 2 次服。儿童 2～9 岁服用 1/2 量;10～15 岁服用 1/3 量。治疗急性传染性肝炎。

5. 郁金、延胡索各 15 克,生香附 5 克。研末,分 3 次服,1 日服完。用于慢性肝炎,肝区疼痛。

6. 栀子 8 枚,黄柏 30 克,甘草(炙)15 克。研为细末,每次 6 克,水煎服。主治肝炎病后身黄发热。

7. 五味子、板蓝根、虎杖各 30 克,败酱草 15 克,夏枯草、甘草各 10 克。水煎服,每日 1 剂,2 次分服。适于急性肝炎,常见症状有周身黄疸、目黄、尿黄、纳呆厌油、全身无力、右上腹疼痛等。黄疸明显加茵陈 30 克,大黄 10 克;无黄疸加白花蛇舌草 15 克,柴胡 10 克;纳呆加山楂 15 克,神曲 15 克;乏力加黄芪 15 克,威灵仙 15 克。

8. 鲜蒲公英 100 克,鲜车前草 100 克。洗净,捣烂,用布绞汁,另用温水先冲服明矾末 2 克,约半小时到 1 小时再服此药汁。上药如无新鲜的,可改用干的(用量减半)。用于黄疸,症见头痛,胸脘胀满,口不渴,小便黄褐色,大便或呈灰色而稀溏。

9. 大黄 9 克,芒硝 6 克。用水 120 毫升,浸大黄 1 夜,早晨绞汁 90 毫升,放入芒硝搅化服,服后很快有下利。主治急性黄疸。

10. 银花 10 克,蒲公英 10 克,野菊花 10 克,夏枯草 10 克,青蒿梗 10 克,桑枝 12 克,紫花地丁 15 克,白茅根 15 克。水煎服。可清热凉血,利湿解毒。主治慢性或迁延性肝炎,症见体倦乏力,右胁胀痛,烦躁易怒,或有低热,肝功能长期异常者。

11. 丹参 30 克,三棱 9 克,香附 9 克。水煎服,每日 1 剂,煎药可加白糖适量。用于慢性肝炎。

【食疗】

1. 黄花菜 30 克,茵陈蒿 15 克。水煎服。每日 1 剂,分 2 次服,治黄疸型肝炎疗效显著。

2. 冬瓜 1 个,饴糖 500 克。在冬瓜蒂处开口,挖去瓜瓤,然后倒入饴糖后仍用瓜蒂盖上,慢火烘烤 24 小时,冷却备用。服食冬瓜内汤水。主治传染性肝炎。一般服用 3～5 个冬瓜后黄疸渐消。

3. 鲶鱼 250 克切块,绿豆 120 克,陈皮 3 克,加水煮熟食用,每周 3 次。用于慢性病毒性肝炎,有良效。

4. 黄瓜皮,水煎服,每日 3 次,或黄瓜根捣烂取汁。每次温服 1 杯,治黄疸。

5. 绿豆适量煮开花后,放鸡蛋适量煮熟即成。每日 3 餐吃鸡蛋和绿豆,连服 2 周即可见效。用于慢性病毒性肝炎。

6. 泥鳅 500 克去腮肠内脏,洗净,放锅中,加食盐少许,水适量。清炖至五成熟,加入豆腐 250 克,再炖至鱼熟烂即可。吃鱼和豆腐喝汤,分多次服。适用于湿热黄疸(包括传染性或梗阻性肝炎)和小便不利水肿等。

7. 鸡骨草 100 克,红糖 10 克。水煎服。治传染性肝炎,肝区不适,胸腹饱胀,胃口不好,尿量较少。

8. 紫茄子 1 000 克,大米 200 克。将茄子洗净,切碎,同大米共煮粥。白蜜调服,连续 7～10 天为 1 个疗程。治黄疸性肝炎。

9. 鲤鱼 1 条,赤小豆 120 克,陈皮 6 克。同煮,吃肉喝汤。可清热解毒,利水消肿。适用于肝硬变腹水,黄疸型肝炎。

10. 藕粉、糯米粉各 250 克,加适量白糖和水,搅拌成团后蒸熟,分100～150 克,每日 3 次。可治黄疸。

【其他疗法】

1. 取栀子(研末)15 克,面粉 6 克,用 1 个鸡蛋的蛋清调和,做成面饼敷脐。每日换药 1 次。治急性黄疸。

2. 取三棱、莪术、玄胡索、乌梅各 9 克。水煎滤液洗足,每次 15～30 分钟,每日 2 次。治肝脾肿大。

肝 硬 化

肝硬化是一种慢性全身性疾病,是各种慢性弥漫性肝炎或广泛肝实质变性继续发展的结果。引起肝硬化的原因很多,国内以慢性肝炎和血吸虫引起的最多,其次是胆道阻塞引起的胆汁性肝硬化。长期营养缺乏,特别是长期缺乏蛋白质、B 族维生素及患脂肪肝的情况下,可形成肝硬化。慢性肠道感染、心衰、酒精中毒、化学毒物等也可引起肝硬化。属于中医"胁痛"、"腹胀"、"黄疸"、"痞块"、"鼓胀"、"单腹水"、"单腹胀"、"水臌"等范畴。

【单方验方】

1. 白茅根 30 克,赤小豆 30 克。水煎频服。主治水臌,气臌。

2. 牵牛、甘遂各 6 克,肉桂 0.9 克,车前子 30 克。水煎频服。主治水臌,气臌。

3. 葶苈子 18 克,酒浸 7 日,研碎。水煎,每次 60 毫升,温酒调服,随意饮用。主治腹内气胀满,喘息不得。

4. 甘遂 9 克,牵牛 9 克。加水 600 毫升,煎至 100 毫升,口服。主治鼓胀,泻水即愈。

5. 穿山甲 500 克,醋制鳖甲 300 克,鸡内金 500 克,蜂蜜 2 000 克。前 3 味药共研为细末,炼蜜成丸,每丸 10 克。每日 3 次,每次 1 丸。适用于肝硬化脾肿大。忌生冷、腥荤、油腻食物。

6. 蒲黄适量,五灵脂 15 克,熊胆 1.5 克。灵脂、熊胆分别研为细末,炼蜜为丸,如黄豆大,蒲黄为衣。早、晚各服 2 次,开水送服。可活血行气,清热利胆,甘润养肝。用于肝硬化早期,属于气滞血瘀型。

7. 苍白术各 30 克,川怀牛膝各 30 克,汉防己 30 克,大腹皮 30 克。水煎,分 2 次服,饭后 2 小时服用。如腹胀甚不能多进饮食,服药后腹满加重者,可少量多次分服,分 4～5 次服用亦可,但须在 1 日之内服完 1 剂。可健脾,活血,行水。主治肝性腹水。

8. 半夏 9 克,茯苓 9 克,厚朴 6 克,苏叶 3 克,生姜 3 片。水煎温服。主治鼓胀。

9. 八月札 300 克,红糖 40 克,白蜜适量。水煎,加红糖,再以小火浓缩,加蜂蜜 1 倍,加热至沸腾,待冷,装瓶备用,每次 1～2 汤匙,用开水冲服,每日 3 次,连服 3～4 周。

10. 全瓜蒌 1 个,橘皮 15 克或橘叶 25 克,煎水代茶饮。

【食疗】

1. 将去内脏的甲鱼同去皮独头大蒜清炖(勿放盐)至烂熟,即可食用。2 日 1 次,15 次为 1 个疗程。呕吐不能进食者加入生姜 10 克,气滞腹胀甚者加入白萝卜 200 克。

2. 黄豆豆浆 2 000 毫升,加糖 200 克,均分 6 次,1 日内服食。

3. 冬瓜皮、黄瓜皮、西瓜皮各 50 克。水煎服,可治腹水。

4. 每日吃香蕉 1～2 根,对肝硬化患者大有裨益。

【其他疗法】

1. 取田螺肉 4 个,大蒜(去皮)5 瓣,车前子 10 克。共捣如泥,作药饼敷脐。8 小时后去药,每日 1 次,3 次可见效。用于水肿、鼓胀(肝硬化腹水)。

2. 商陆 30 克,研为细末,用鸡蛋清调药末,敷脐上,1 宿即消。主治水臌。

蛔 虫 病

蛔虫病轻时,可无症状,重时影响食欲,精神不集中,易怒,夜寐欠安、易惊、磨牙、腹痛、呕吐、偏食、异食癖、大便干稀不调等,可影响小儿生长发育。更为严重的是可出现并发症,如幼虫移行到肺、肝、中枢神经系统,还会造成过敏症状,最严重的是出现胆管蛔虫症、蛔虫性阑尾炎、肠穿孔、肠梗阻等须经外科手术解决,不但十分痛苦,而且会有生命危险。应注意鉴别仅有消化症状时,可见慢性胃炎、胃浅表性溃疡、慢性肝炎(尤其是乙肝、丙肝)等表现;蛔虫幼虫移行到肺脏,可致嗜酸细胞性肺炎,应注意鉴别肺结核等肺部疾病;蛔虫幼虫移行到肝脏可引起肝脓肿、发热、疼痛,如细菌、阿米巴原虫等所致肝脓肿;蛔虫移行到中枢神经系统可以出现癫痫、脑膜炎;在消化道内可致胆管蛔虫、肠穿孔、肠梗阻,表现为外科急腹症;蛔虫生长、代谢可排出异体蛋白,造成顽固的过敏症,如顽固性荨麻疹、哮喘等。中医称为"蛔虫证"。

【单方验方】

1. 使君子肉炒熟,每日 1~2 粒,连服 3 日。服时忌吃热食。治肠道蛔虫病,症见上腹部或脐周围疼痛,胃口不好,恶心呕吐,有便虫史。

2. 陈醋 200 克,1 次口服。发病初期腹痛时服。治疗胆管蛔虫症。患者自觉上腹部剧痛,有钻顶样感觉,大汗淋漓,伴有恶心呕吐。在疼痛发作时即服用上方,有一定疗效。

3. 食醋 60 毫升,加入花椒水许,加水煮开。除掉花椒后顿服。

4. 槟榔 15 克,使君子 15 克。水煎。每日清晨空腹服,连服 3 天。可健脾理气,消积杀虫。

5. 乌梅 30 克。乌梅水煎取汤,频频饮服。此外,还可将乌梅含于口中,用治蛔虫上行。

6. 榧子肉 7~10 枚,每晨空腹 1 次吃完,连吃 1 周。

7. 黄瓜藤 100 克,花椒 6~9 克,米醋 100 克,鸡苦胆 1 个。将黄瓜藤、花椒水煎取液,去药渣,再与米醋煮开后加入鸡胆汁,1 次温服。每天 2 次,连服 2~3 天。

8. 槟榔(炒焦)30 克,研为细末,每晨空腹送服 10 克,连服 3 天。

9. 石榴皮 50 克,水煎,每日 1 剂,每次空腹服 1 次,连服 2~3 日。

10. 乌梅 12~30 克,制大黄 12~18 克,水煎,顿服。

【食疗】

牵牛子末 1 克,粳米 50~100 克,生姜 2 片。先用粳米煮粥,待煮沸后放入牵牛子末及生姜,煮成稀粥服食。

【其他疗法】

1. 取大葱 30 克,蜂蜜 10 克,捣烂敷脐。每日 1 次。

2. 取花椒 15 克,贯众 30 克,苦楝根皮 30 克。水煎成浓膏,敷脐。

蛲 虫 病

蛲虫病是由蛲虫寄生于人体所致的一种寄生虫病。临床以会阴及肛门附近瘙痒为特征,有轻微消化道症状。易在集体儿童机构中流行。属中医"虫证"的范畴。

【单方验方】

1. 使君子肉 10～30 枚。炒熟,分 3 次于饭前半小时嚼食。连服 15 天为 1 个疗程。

2. 槟榔 20 克,葵花子 50 克。葵花子生吃,槟榔煎汤顿服。

3. 生葵花子 120 克。去壳研碎,开水调服。

4. 生南瓜子 120 克。去壳研碎,开水调服。每日 2 次,每次 1 汤匙,连服 7 天。

【其他疗法】

苦参、葱白适量,将苦参研细末,合葱白捣如泥,每晚外敷肛门。

钩 虫 病

钩虫病是由十二指肠钩虫或美洲钩虫寄生于小肠引起的一种寄生虫病。可引起贫血、水肿、胃肠功能紊乱和劳动力减退。本病遍及全球,传染源为钩虫病患者及钩虫感染者,通过皮肤接触途径或经口传染。中医称为"黄种病"、"黄胖病"、"疳黄"等。

【单方验方】

1. 鲜马齿苋 90 克,慢火浓煎,去渣后加醋 15 毫升,白糖 15 克。每晚睡前服,连服 3 晚。

2. 雷丸、榧子各 95 克,槟榔 120 克。共研为细末,水和为丸如黄豆大。成人每次 6 克,每日服 3 次,空腹时服,5 日为 1 个疗程,小儿酌减。

3. 槟榔、雷丸各 15 克。捣碎,水煎,早晨空腹时顿服。连服 5 天为 1 个疗程。

4. 生南瓜子 60～120 克。捣碎,水煎代茶空腹服用。连续 5 天。或炒熟吃亦可。

绦 虫 病

由绦虫成虫寄生于肠道内所引起的疾病,称为绦虫病。以牛肉绦虫和猪肉绦虫最多见。饮食习惯是决定其多寡和种类的最关键因素,喜食生肉的少数民族地区感染率最高。任何年龄均可发生,而以青壮年为多,男性多于女性。中医称之为"寸白虫"、"白虫"。

【单方验方】

1. 用石榴根皮 25 克,水煎服。可治疗绦虫病。胃病患者不宜选用此药。
2. 雷丸研末,每次服 18 克,每日服 3 次,用凉开水送服,连服 3 日。
3. 南瓜子仁 30 克,炒食或生吃均可。
4. 槟榔 60 克,南瓜子仁(炒熟研末)60 克。将槟榔浓煎,于早晨空腹时先吃南瓜子仁粉末,过 2 小时后温服槟榔汤。连用 7 天。

慢性胆囊炎

慢性胆囊炎是指胆囊的慢性炎症。是胆囊的一种最常见的疾病。一般多由急性胆囊炎未彻底治愈引起。慢性胆囊炎患者,平时可以无任何表现,或只有轻微的类似胃病的一些表现,但常反复急性发作。发作时疼痛难忍,十分痛苦。慢性胆囊炎的病人,临床表现不及急性胆囊炎典型,模糊不清,如右上腹部隐痛、腹胀(即肚子发胀)、嗳气和厌油腻等消化不良表现,若触摸右上腹部(胆囊所在区域)常有触痛感。急性发作时同急性胆囊炎。本病属于中医的"胁痛"、"黄疸"、"胆胀"、"结胸"等范畴。临床上主要分气滞、湿热、火毒等证型。

【单方验方】

1. 鲜蒲公英 250 克,每日煎服 1 次,连服 10 余日。

2. 金钱草 15 克,郁金 15 克,茵陈 15 克,枳壳 15 克,生大黄 9 克。水煎服。可以疏肝利胆,行气解郁,通腑退黄。治疗胆管疾病诸如胆道术后综合征、胆囊炎、胆石症、胆管蛔虫症等。

3. 柴胡 15 克,茵陈 50 克,马齿苋 15 克,金银花 15 克,川楝子 15 克,延胡索 15 克。每日 1 剂,水煎,分 2 次服。能清热利胆,凉血解毒。主治胆囊炎见右胁下作痛及压痛,经常向右肩背放射,恶心欲吐,反复发作,或有黄疸病史。

4. 香附 15 克,川芎 6 克,当归 9 克,柴胡 3 克,青皮 3 克。水煎服,分 2 次服。主治生气而致胸胁胀痛。

5. 柴胡、陈皮各 3.6 克,川芎、赤芍、枳壳(麸炒)、香附(醋炒)各 3 克,甘草(炙)1.5 克。水煎服。

6. 胡桃(不去皮)不拘多少,用水、酒各 25 毫升煎服。

【食疗】

1. 鲜嫩小麦秆 100 克,白糖少许。放入沙锅,小火煮半小时,加入适量白糖。每日 3 次,每次小半碗,代茶饮。可利胆退黄,清热除胀,对防治胆囊炎有一定效果。

2. 用浓厚的甘蓝汁,每次半杯,口服。每日 2 次。5～7 天为 1 个疗程。

【其他疗法】

先点按背部压痛点 2～3 分钟,然后在胆囊穴用点、按法重刺激 2～3 分钟。治胆绞痛。

胆 结 石

胆结石是指胆管系统内的结石,是引起胆囊炎的主要原因。急性胆囊炎与胆石症是常见的急腹症,二者互为因果,常并存。其临床表现为反复发作性右上腹疼痛,病程可长达数十年;急性发作时烦躁不安,巩膜及皮肤黄染,肝脏及胆囊肿大并有触痛,右上腹肌紧张;可伴有恶心、呕吐、发热等症状;结石嵌入胆管时,可产生胆绞痛,胆绞痛常在夜间、饱餐后、进食含油脂多的食物后发作。女性发病率高于男性,肥胖人较瘦人多发。常因饱食脂肪餐、过度劳累或长时间不吃早饭而患病。本病属于中医"胁痛"、"黄疸"、"胆胀"、"结胸"等范畴。

【单方验方】

1. 金钱草 50～60 克,每日煎服 3 次,每次加水 1 000 毫升,30 日为 1 个疗程,每日饮水量在 2 000 毫升以上,排石率优于利胆醇。

2. 香油、冰糖、核桃仁各 300 克,金钱草 500 克。将香油,冰糖放入锅里,文火煮,待冰糖完全溶化后,加入核桃仁,慢火炒至微黄为度。待温热时切成约 30 克的小块,装瓶备用。取金钱草 50 克煎浓汁,冲服上药,每日 3 次,每次服 30 克(不能过量,过量会引起腹泻)。此为 1 个疗程的量。治疗胆结石,对泌尿系结石也有较好的效果。连服 1～3 个疗程,可消除症状,排出胆结石。忌辛燥食物,戒恼怒。

3. 郁金粉 1.5 克,没药 0.9 克,茵陈煎汤送服,每日 2 次。连服半个月。

4. 玉米须、芦根各 50 克,茵陈 25 克。水煎服,每日 1 剂。治肝胆管及胆总管泥沙状结石,或胆管较小的结石在静止期者。

5. 制大黄、枳实各 9 克,虎杖、郁金各 15 克,大叶金钱草 30 克。水煎取汁加入鸡内金粉 1.5 克。可疏肝理气,利胆排石。主治胆石症,症见形体消瘦,纳差,面目俱黄,脉弦急,苔根黄腻。

6. 柴胡 9 克,太子参 15 克,金钱草 30 克,郁金 12 克,白芍 15 克,蒲黄 6 克,五灵脂 6 克,甘草 3 克。水煎服。用以利胆排石,益脾止痛。主治胆囊炎胆石症。证属肝胆湿热郁结,横逆中土。治愈之后尚需每月连服 5～7 剂,以防胆石停留引起复发。

7. 广木香、枳壳、黄芩、大黄各 15 克,黄连 5 克。水煎服,每日 1～2 剂,每剂煎服 2 次。有黄疸者加茵陈 50 克,大便秘结加玄明粉(冲服)15～25 克。无黄连改用黄柏 15 克。治胆石症发作期及伴有胆管感染者。

【其他疗法】

白芥子,研末,敷于痛处,治疗胁痛。

便　秘

便秘是消化系统常见的症状之一,是指大便次数少,排便困难和粪便性状改变而言。一般说来,排便后 8 小时内所进食物的残渣在 40 小时内未能排出,即属便秘。大部分健康成年人 1～2 天排便 1 次,或 1 天排便 2 次。若长时间活动过少,食物过于精细,缺乏纤维,无定时排便习惯者,常为习惯性便秘。

【单方验方】

1. 核桃肉 5 枚,蜂蜜 30 克。先将核桃肉捣烂如泥,加入蜂蜜拌匀,分 2 次用开水冲服,连续服用 1～2 周。具有润肠通便之功效。适用于老年人津亏血虚的习惯性便秘。对于口干舌燥、腹痛身热之便结不宜。

2. 炒决明子 10～15 克,蜂蜜 20～30 克。先将决明子打碎,水煎 10 分钟左右,冲入蜂蜜中搅拌,每晚 1 剂,或早、晚分服。

3. 大黄 6 克,火麻仁 15 克。水煎。内服,每日 1 剂。可通腑泻热,润肠通便。

4. 莱菔子 9～15 克,大黄 6 克。开水冲泡后服用。可行气消胀,祛腐通便。

5. 芦荟 6 克,分装在 6 枚空心胶囊内。成人每次用温开水吞服 2～3 粒,每日 2～3 次,小孩每次服 1 粒,每日 2 次。如无胶囊,也可用白糖加开水服用,量如前。

6. 橘红、杏仁等份。和匀,炼蜜为丸,如梧桐子大。每次 70 丸,空腹时用米饮送服。主治气虚便秘,老人、虚弱者皆可服。

7. 熟地黄、玄参各 27 克,火麻子 3 克,升麻 6 克,牛乳 300 毫升。加水 1 200 毫升,煎剩 700 毫升,将牛乳同调 300 毫升,服用。主治大便闭结。

8. 芝麻 60 克,大黄 60 克。共研为细末,温水冲服。主治热结便秘。

9. 生首乌 15 克,玉竹 9 克,大腹皮 12 克,青陈皮各 6 克,生枳壳 9 克,乌药 9 克,青橘叶 9 克。水煎服。可调气畅中,润肠通便。主治便秘,症见大便秘结,腹胀痛,拒按,便后少腹胀痛,睡眠不安。

10. 肉苁蓉 12 克,女贞子 9 克,旱莲草 6 克,柏子仁 9 克,火麻仁 12 克,决明子(炒香)6 克,黑芝麻 9 克。慢火煎 1 小时,取 200 毫升,入白蜜 1 匙,分 2 次温服。可滋肾益脾,润肠通便。主治便秘,症见大便干结,多为球状,小腹不适,睡眠不实易惊醒。

【食疗】

1. 将南瓜子炒熟去壳,加一些炒香的黑芝麻和花生仁,一同研细后,再加入适量白糖,每次吃 1 汤匙。

2. 鲜甘薯叶 500 克,花生油 15 克,将甘薯叶炒熟当菜吃,可加适量盐,每日 2 次。

3. 马铃薯洗净,不去皮捣烂挤汁,每日空腹服 1～2 匙,酌加蜂蜜。每日 2 次,连用 2～3 周。适用于气血虚弱型便秘。

4. 白萝卜,凉开水洗净,切碎捣烂,放消毒纱布中挤压取汁,加适量蜂蜜,每次 4～5 匙,每日 1～2 次。可治疗习惯性便秘。

5. 火麻仁 15 克,苏子 30 克,研碎和粳米 200 克煮粥服用。

6. 鲜甜瓜 500 克,每天早、晚各吃 1 次。

7. 红薯 500 克,生姜 3 片,红糖适量。红薯洗净切块,加清水适量煮,变软后,入红糖、生姜,再煮片刻即可食用。

【其他疗法】

取葱头 3 个,生姜 10 克,食盐 3 克,淡豆豉 12 粒。共捣如泥成饼,烘热敷脐。每次 5～10 分钟,每日 2～3 次。适用于虚性便秘。

胰 腺 炎

胰腺炎是胰腺因胰蛋白酶的自身消化作用而引起的疾病。可分为急性及慢性两种。本病主要由胰腺组织受胰蛋白酶的自身消化作用所致。

在正常情况下,胰液内的胰蛋白酶原无活性,待其流入十二指肠,受到胆汁和肠液中的肠激酶的激活作用后变为有活性的胰蛋白酶,方具有消化蛋白质的作用。属于中医学"胃脘痛"、"胁痛"、"结胸"等范畴。多因情志郁怒,肝郁气滞,暴饮暴食,脾失健运,或蛔虫上扰,湿热内蕴,郁滞中焦而为病。

【单方验方】

1. 生大黄(后下)9 克,玄明粉(冲)9 克,枳实 12 克,生山楂 15 克。用红藤 30 克,败酱草 30 克煎汤代水煎上药。可清热解毒,行气通腑。主治急性胰腺炎,症见过食油荤、入夜上腹部剧烈疼痛,拒按,并向腰部放射,发热,恶心欲吐,口干便秘,经查白细胞、血淀粉酶等诊为"急性胰腺炎"。证属湿热阻滞中焦,腑气不通。

2. 番泻叶粉胶囊(每粒含生药 0.25 克),每次 4 粒口服,每日 2~3次。待血清淀粉酶正常,临床症状、体征消失后,再服药 1 天。治疗急性胰腺炎。

3. 用生大黄粉 9~15 克,玄明粉 15 克,冲服。可不补液,不禁食,不用腺体抑制剂。治疗急性胰腺炎。

【食疗】

山楂 20 克,炒麦芽 10 克,乌龙茶 6 克。将山楂切成片去核,和麦芽加水同煎半小时,用此沸水,冲泡乌龙茶,2 分钟后即可饮用。

急、慢性肾小球肾炎

急性肾小球肾炎简称急性肾炎,是由于机体感染后引起免疫功能紊乱,造成肾脏的非化脓性炎症,临床上以血尿、少尿、水肿和高血压为主要表现。急性肾炎是由多种病因所诱发的。常见的有细菌,主要是链球菌,其他细菌如葡萄球菌、沙门菌、脑膜炎球菌、伤寒杆菌也可诱发急性肾炎,此外,肺炎支原体、病毒(EB 病毒、乙型肝炎病毒、流感病毒、腺病毒、腮腺炎病毒、水痘-带状疱疹病毒等)也是急性肾炎的诱发因子;一些全身性疾病,如系统性红斑狼疮、过敏性紫癜等也可引起类似急性肾炎的临床症状和体征。本病属中医"风水"、"水胀"、"肾风"等范畴。

慢性肾小球肾炎简称慢性肾炎,是一组临床表现相似,但发病原因不同,病理改变多样,病理、预后和转归不尽相同的疾病。多见于中、青年,男性多于女性。临床以蛋白尿、血尿、水肿、高血压和肾功能不全为特征,随着病情的逐渐发展,常于数年后出现肾功能衰竭。本病属中医"水肿"、"腰痛"等范畴。

【单方验方】

1. 益母草全草 150～200 克或鲜草 300～400 克,加水 700 毫升,文火煎至 300 毫升,分 2～3 次服用,5～10 日为 1 个疗程。

2. 猫须草 30～60 克(病重者加倍)。水煎服,分 3 次服用。

3. 云南白药小量。开水送下。主治肾炎尿中蛋白。

4. 白花蛇舌草 30～60 克。水煎,每日 1 剂,分 3 次服。

5. 黄芪、玉米须、糯稻根各 30 克,糯米适量。主治肾炎蛋白尿。上方煮水代茶饮,分数次服,每天 1 剂,切勿间断,连服 3 月。蛋白消失,第 4 个月开始可间隔 1～2 日 1 剂。忌食盐,油炸物。

6. 防己 9 克,黄芪 30 克,桂枝 18 克,甘草 6 克。水煎,分 3 次温服。主治水肿。

7. 葶苈子 18 克,桂心 6 克。水煎,喝 180 毫升,若不愈再服。主治水肿。

8. 白茅根 100～200 克,西瓜皮(晒干)60 克。水煎服,治疗急性肾炎,症见小便短少,头面水肿,渐及全身。

9. 玉米须 20～25 克(鲜者用 50～75 克)水煎服。治疗急性或慢性肾炎水肿。

10. 冬瓜皮 15～30 克,白茅根 15～30 克(鲜品 30～60 克),加白糖煎服。治疗急、慢性肾炎水肿。

【食疗】

1. 白鸭 1 只,生姜,花椒适量。将鸭去毛肠洗净,冬瓜 500 克,与生姜、花椒放置鸭腹中,缝定,如法蒸熟食用。主治水气胀满水肿,小便涩少。

2. 赤豆 90～120 克,鲜鲤鱼(或鲫鱼)1 条,约 250 克,去内脏。先将赤豆煮熟后入鱼同煮(不加盐酱),吃鱼喝汤。每日 1 次,连用 3～4 天。

3. 冬瓜 500 克,鲜荷叶 1 张。将冬瓜片和荷叶加水炖熟,调味即可。每日 2 次,连用 7～10 天。

4. 生薏苡仁、赤小豆各 50 克,炙黄芪 25～50 克。加大米熬粥喝,或水煎服。治慢性肾炎。

5. 新鲜鲤鱼(或黑鱼)1 条,洗净,与赤小豆 100 克,一起煮汤食用。

6. 生黄芪 30～60 克,粳米 60 克,红糖适量,橘皮末 10 克。生黄芪煎汤去渣,入粳米、红糖煮粥,后入橘皮末,稍沸即可。早、晚餐服食,常服。治慢性肾小球肾炎。

7. 荠菜花 50 克,大米 50 克。加水适量,共煮粥,每日 2 次,早、晚分服。

8. 木耳 15～30 克,黄花菜 50 克,粳米 50 克。加水适量,同煮成粥。每日 1～2 次。

9. 茄子适量,晒干制成粉末,用开水吞服,每日 3 次,每次 1 克。能利尿消肿。

10. 向日葵花、麦秸,每次各 50 克,煎汤频饮。

血　尿

血尿主要是指尿液中含有一定数目的红细胞。血尿常由泌尿系统疾病而引起,如膀胱结石、膀胱炎、膀胱癌、肾结核、急性或慢性肾小球肾炎、肾脏肿瘤等;亦可由其他系统的疾病引起,如血液病。一般情况下,每升尿中含有 1 毫升血时,肉眼就可以看到,其主要呈红色或洗肉水样,称为肉眼血尿;若有极少量血细胞,用显微镜才能查出者,称为镜下血尿。尿血患者一般排尿无明显疼痛,间或有轻微胀痛或热痛。

【单方验方】

1. 生小茴香根 30 克,洗净切片,加少量白酒同煮,分 2 次服。轻者 2 剂,重者 3～4 剂。治血淋,用于男性为佳。

2. 韭菜根洗净,捣汁,每次半小杯,温服。每日 2～3 次。

3. 旱莲草、车前子各等份。榨汁,每日空腹服 500 毫升。

4. 生地黄,取汁,每服 50 毫升,每日 3 次服。

5. 车前子根、叶,多取净洗,取汁频服,可通五淋。

6. 乌梅 15 克,水煎,空腹服,每日 1 剂。

7. 榕树须 30 克,剪碎与红酒同煮,空腹服。

8. 大小蓟炭各 9 克,琥珀 1.5 克,仙鹤草 30 克。将琥珀研末先冲服,余药水煎,分 2 次服。

9. 鲜马齿苋 60 克,车前草 7 株。水煎 3 次,1 日服完,连服 3 日。忌辛辣食物。

10. 马鞭草、益母草各 30 克,仙鹤草、白茅根各 25 克,蝉蜕、玉米须各 20 克,龙葵 15 克。水煎服。每日 1 剂,分 2 次服。治疗急性肾小球肾炎,发热咽痛,颜面部及肢体水肿,或伴有血尿。该方有清热解毒,化瘀利水,调理脾肾之功。

【食疗】

1. 炒熟花生仁红衣约半茶杯,研为细末,开水冲服。忌辛辣等物。

2. 芥菜 90 克洗净切碎,粳米 90 克,同煮粥,每日 1 剂。常服可清肝明目止血等。

3. 绿豆芽 1 000 克,洗净取汁,加白糖 30 克,饮服。主治淋证初起及血尿。

4. 鸡蛋壳、瞿麦各 15 克,用鸡蛋壳烧灰,瞿麦研末,空腹用黄酒服下。

肾病综合征

肾病综合征是一组以大量蛋白尿,低蛋白血症,水肿和高血脂(三高一低)为主要特征的临床综合征。可分原发性和继发性两大类。引起原发性肾病综合征和肾小球疾病主要有类脂性肾病、急性肾炎、慢性肾炎、急进性肾炎;引发继发性肾病综合征的疾病有系统性红斑狼疮、过敏性紫癥、糖尿病、霍奇金淋巴瘤、感染性心内膜炎、遗传性肾病等。本病属中医"水肿"范畴。

【单方验方】

1. 鱼腥草,成人每次 50 克,小儿每次 30 克。水煎或沸水泡,代茶饮用,每日 1 剂,分 2 次口服。

2. 黄芪 30 克。水煎,每日 1 剂,分 2 次服,1 个月为 1 个疗程。

3. 黑牵牛 120 克,茴香(炒)30 克。研为细末,姜汁调服,每次 3～6 克。主治肿胀。

4. 陈皮、桑白皮、大腹皮、茯苓皮、生姜皮各等份。水煎服,每次 200 毫升。主治面目虚浮,四肢肿满,心腹胀,上气喘急。

5. 牵牛 9 克,甘遂 9 克。水煎服。主治水肿之病。

6. 白术 30 克,泽泻 30 克。每日 1 剂,水煎温服。可健脾利湿。

7. 生水蛭,研粉,装胶囊,每粒 0.25 克。学龄前每日 1.5 克,分 3 次服;学龄后每日 2 次,分 3 次服。可明显减轻高血脂症。

8. 大戟、陈皮、当归各 12 克,忍冬 30 克。加水 500 毫升,煮至 200 毫升,每日 1 剂。病重者日服 2 剂。主治水肿鼓胀。

【食疗】

1. 陈葫芦(越陈越好)10～15 克,粳米 50 克,冰糖适量。先将粳米、冰糖同入沙锅内,加水 500 毫升,煮至米开时,加陈葫芦再煮片刻。每日 2 次,温热顿服,5～7 天为 1 个疗程。

2. 鲫鱼 350 克,玉米须 100 克,玉米芯 100 克。玉米须与芯加水煮沸 20 分钟,取汁待用。鲫鱼放入汁水中,加黄酒、姜片同煮 30 分钟,撒上葱花即成。

慢性肾功能衰竭

慢性肾功能衰竭是发生在各种慢性肾脏疾病或累及肾脏的全身疾病基础上,缓慢出现的肾功能减退,以及由此而产生的肾脏排泄代谢废物和调节水、电解质、酸碱平衡等功能障碍而表现出的临床综合征(尿毒症)。病情严重,死亡率高。按照肾功能损害的程度可分为四期:肾功能不全代偿期、肾功能不全失代偿期(氮质血症期)、肾功能衰竭期(尿毒症期)和尿毒症终末期。本病属中医"关格"、"癃闭"、"肾风"、"溺毒"、"虚劳"等范畴。

【单方验方】

1. 土茯苓 30～60 克,防己 15～30 克,绿豆衣 30 克,甘草 10 克。每日 1 剂,水煎分服。能解毒排毒。主治尿毒症。

2. 益母草、白花蛇舌草各 20 克。水煎代茶饮,每日 1 剂。此方有活血祛瘀、利水消肿之效。适应于慢性肾炎所致的下肢或全身水肿,大量蛋白尿者。本方对肾病综合征亦有效。

3. 白胡椒 7 粒,放入鸡蛋内,蒸熟后食用,成人每日 2 个,小儿 1 个,7 日为 1 个疗程,休息 3 日后再开始第 2 个疗程。一般服 3 个疗程。

4. 海藻 30～60 克,水煎服,每日 1 剂,连服 15～30 日,有降低尿素氮及血肌酐的作用。

【食疗】

1. 猪腰 1 对,炒杜仲 30 克。将猪腰、杜仲,加黄酒和盐少许,加水 1 000 毫升文火焖熟,分 2 次将猪腰和汤服食。适用于一般肾虚腰痛。上方可连服 4～5 次,多至 10 余次。

2. 赤茯苓(去皮)、白术各 120 克,甘草(炙)90 克,干姜(炮)60 克。研成细末,每次 15 克,加水 140 毫升煎至 70 毫升,去渣,温服,每日 3 次。主治小便不利,鼻出清涕。

3. 大枣 15 枚,黑木耳 15 克,红糖适量。将黑木耳入水中泡发,同大枣共入锅中,加水煎汤,调入红糖即成。用于慢性肾衰贫血者。

泌尿系结石

泌尿系结石是泌尿系统的常见病,包括肾结石、输尿管结石、膀胱结石。青壮年发病率较高,多数患者在 20～50 岁之间,年幼患儿以膀胱结石为多。男性多于女性。肾、输尿管结石的主要症状是腰痛和血尿;由运动诱发腰部或相对应的上腹部持续性钝痛或突然发生的剧烈绞痛,向患侧下腹部、外阴部或大腿内侧放射;疼痛后出现血尿。膀胱结石的主要症状是排尿疼痛、尿流中断及血尿。泌尿系结石继发膀胱感染时,可伴有尿频、尿急、尿痛等症。此病中医学称为"石淋",多由过食肥甘之品或嗜酒太过,酿成湿热,下注膀胱,灼伤津液而形成。

【单方验方】

1. 鹅不食草 60 克,洗净捣汁,加白糖适量,1 次服完。用于膀胱结石。

2. 佛耳草 30 克。每日煎汤代茶饮。

3. 车前草 45 克,毛桃仁 5 粒,木贼草 9 克。浓煎顿服,每日 2 次。用于膀胱和尿道结石。

4. 冬葵子 150 克,茯苓 50 克,芒硝 25 克,甘草 15 克,肉桂 10 克。共研为细末,每日服 3 次,每次 5 克。治肾及输尿管结石。

5. 海金沙 100 克,琥珀 40 克,芒硝 100 克,南硼砂 20 克。以上诸药共研为极细末,过筛后,装瓶备用。每日 3 次,每次用白水送服 5～10 克。能活血散瘀,利尿通淋。

6. 金钱草、玉米须各 50 克(或玉米根及叶 200 克),水煎服。无金钱草亦可单服玉米须或根及叶。治肾及输尿管结石。

7. 黄蜀葵花子 50 克,炒后研细末,每次 5～10 克,饭前用热米汤或温开水送服。治膀胱、尿道结石。

8. 赤茯苓 9 克,白芍、生山栀各 6 克,当归、细甘草各 4.2 克。水煎温服。主治小便淋涩不出,或尿如豆汁,或成砂石,或为膏淋。

9. 柳树叶、赤小豆、玉米须各 50 克,滑石粉、黄柏各 25 克。水煎服,每日 1 剂。用于膀胱结石。

10. 威灵仙 40 克,金钱草 100 克,冬葵子 25 克,肉桂 10 克,大黄 7 克,牛膝、鸡内金、桃仁各 15 克,玉米须 100 克。先把玉米须加水 1 000 毫升,单煎约 20 分钟后,去玉米须,用其水煎上药。煎煮第 2 次时可加少量水。以上为成人 1 日量,每日 1 剂。本方具有清热利湿,通淋排石之功。

【食疗】

1. 向日葵梗心 1 米，剪碎，水煎服，每天 1 剂，连服 1 个月。治结石伴血淋。

2. 荠菜、金钱草各 60 克，鸡内金 15 克，水煎服，每天 1 剂，每日 3 次。结石排出为止。

泌尿道感染

泌尿道感染是最常见的泌尿系统疾病，是由病原微生物直接侵犯所引起的尿路炎症。按部位可分为上尿路感染（肾盂肾炎）和下尿路感染（膀胱炎和尿道炎）。上尿路感染的临床表现为发热，腰痛，肾区压痛及叩击痛；尿中有白细胞及管型。下尿路感染的临床表现为下腹部或膀胱区压痛，伴有尿频、尿急、尿痛等症状。尿路感染是一种很常见的疾病，在泌尿系统疾病中占首位，无论男女老少均可发病，尤以育龄妇女最为常见。其中致病细菌以大肠杆菌最为常见。本病属于中医"淋证"范畴，多因外阴不洁，房事不洁，污秽之邪乘虚而入所引起。以下治疗主要针对下尿路感染。

【单方验方】

1. 灯心草 15～30 克。水煎，每日 1 剂。可清心降火，利尿消炎。

2. 生荠菜 250～380 克。水煎。代茶饮。每日 1 剂。可清热利湿，分清降浊。

3. 鲜石韦根 200 克，洗净，捣烂，浓煎，每日 1 剂，煎 2 次，空腹服。治尿道炎。

4. 马齿苋干品 120～150 克或鲜品 300 克，加红糖 90 克，用沙锅水煎，煎沸半小时后去渣取汁 400 毫升，趁热服下，盖被取汗。每日 3 次，每日 1 剂。治疗急性尿路感染。

5. 蒲公英 100 克，水煎服，每日 1 剂，连服 3～5 日。治疗膀胱炎。

6. 茵陈、细生地黄各 50 克，煎汤代茶，每日 1 剂。治疗尿路感染。

7. 益母草 18~24 克,水煎服,每日 1 剂,分 3~4 次口服,儿童酌减。

8. 生车前草,捣取自然汁 200 毫升,加入蜂蜜 20 毫升,调服。主治小便不通。

9. 黄芩 3 克,栀子 3 个。水煎服。主治肺经阴虚火燥而小便不通。

10. 白茅根 100 克,水煎服,每日 1 剂,煎 2~3 次服。治尿道炎。

【食疗】

1. 白菜根茎头 1 个,绿豆芽 30 克。将白菜根茎头切片,放入锅中,加入绿豆芽和水,煮沸,继续煮半小时,即可饮用。

2. 竹叶 10 克,茶叶 5 克。用沸水冲泡。代茶饮。

【其他疗法】

取地龙 2 条,蜗牛肉 2 只,共捣烂,加车前子 2 克,研为细末,敷脐。早、晚各换药 1 次。治淋证。

肾盂肾炎

肾盂肾炎又称上尿路感染,是由于各种致病微生物感染直接引起的肾盂和肾实质的炎症,是常见的尿路感染疾病,好发于女性,育龄妇女尤以多见。以腰痛、发热和排尿异常等为主要临床表现。本病分为急性和慢性两类,急性患者治疗不彻底,若病程迁延,反复发作,则为慢性,难以治愈,严重者可导致肾实质损害,而有高血压、轻度水肿、甚至尿毒症。尿常规检查、尿细菌培养及尿菌落计数等对本病有诊断意义。本病属于中医"淋证"、"腰痛"、"虚劳"等范畴。中医认为本病病位在肾与膀胱,其病理与肾虚不足,湿热毒邪蕴结下焦,膀胱气化失常有关。

【单方验方】

1. 益母草 90 克(鲜草加倍),加水 500 毫升(以浸没益母草为度)用文火煎至 200 毫升,去渣,分 2~3 次温服。小儿用量酌减。治疗肾盂肾炎所致水肿,一般用药 10 天后,即可消肿。服药期间,忌食盐 1 个月,孕妇忌服。

2. 益智仁 20 个,赤茯苓 9 克。加水 250 毫升,煎至 150 毫升。临睡前趁热服,主治夜尿频多。

3. 云茯苓 9 克,泽泻、猪苓各 6 克,白芍药、川厚朴、川枳壳各 4.5 克,陈皮、甘草各 1 克。水煎服。可行气利水,益脾消肿。主治肾炎,腰痛,面目水肿。证属脾湿不化,胃气不和。

4. 桑螵蛸 60 克,益智仁 30 克。水煎服,每日 1 剂。可健脾益气,固肾缩尿。

5. 陈蚕豆(至少 3 年)煎汤喝水。治水肿。

6. 五倍子配合桑螵蛸各等份,研末,每次 4 克,每日 2 次,有补肾、缩尿之功。治遗尿,由于肾气不充,膀胱失约所致。

7. 满天星、生车前草各 50 克,捣烂。用净布包好放淘米水内,榨取绿水兑白糖饮服。主治小便不利。

【食疗】

1. 面粉 500 克,大蒜 100 克。用好醋调成块,煎熟后服下,忌食盐。

2. 花生 1 000 克,蒜头(不去皮)400 克,辣椒干 100 克,煮熟,去蒜头、辣椒。将花生连汁服食,每日 3 次,忌食粥饭。

3. 鲜鲤鱼 200 克、冬瓜皮 100～200 克,同煮汤服食,每日 1 剂。主治水肿,不思饮食。

4. 葫芦壳、冬瓜皮各 50 克,西瓜皮 30 克,红枣 10 克。水煎服,每日 1 剂。

5. 盐水炒益智仁、白果各 15 克,肉桂 1 克。放入猪尿胞内,慢火煮至熟烂,每日 1 剂。用以补益肾气,温下焦缩小便。

【其他疗法】

1. 皂角 0.5～1 克,研末,吹鼻取嚏。治小便不通,小腹胀痛。

2. 取小茴香粉 10 克,生姜汁适量调成糊状,敷脐,内服益元散。治小便不通。

贫 血

贫血是指外周血中血红蛋白浓度、红细胞计数均低于正常;以面色苍白,头晕乏力,心悸气短,食欲不振和月经失调等为主要表现的一类疾病。通常分为三大类:缺铁性贫血、再生障碍性贫血、失血性贫血。缺铁性贫血是体内储存血缺乏。以青年妇女,儿童多发,主要表现为月经量多,头晕,乏力,易疲倦,耳鸣,眼花,重者可出现眩晕或晕厥;再生障碍性贫血主要是骨髓造血功能衰竭所引起的综合征,各组年龄均可发病,临床表现以出血,发热,进行性贫血为主;失血性贫血主要是由失血过多引起的,症状同前。本病属中医"虚劳"、"劳损"、"虚证"、"血证"等范畴。

【单方验方】

1. 海参 50 克,与大枣、猪骨加水炖服,每日 1 剂,10 日为 1 个疗程,每个疗程间隔 2～4 日。

2. 仙鹤草 30 克,党参、黄芪、白芍药、鹿角片各 12 克,巴戟天、白术、当归各 9 克,炙甘草 6 克,红枣 5 枚。水煎服。可健脾养肝,调补气血,兼温肾阳。主治再生障碍性贫血,症见面色无华,形瘦神疲,纳食甚少,舌质淡,脉细弱。

【食疗】

1. 鸭血蒸熟,加入好黄酒 2～3 茶匙吃下。治贫血。

2. 蒸首乌 30～40 克,鸡蛋 2 个。将首乌放在锅内加水 500 毫升,煎至 300 毫升,去渣后打入鸡蛋。每日 2 次,服药吃鸡蛋,连服 3 日。可益精血,养脾胃。

3. 山里红(果)、白糖、黑豆(捣碎)各 120 克。加水 3 杯,煎开后,再加黄酒 120 克,1 次口服。治坏血病。

4. 瘦猪肉 100 克,紫菜 30 克,烧汤食用。每日 1 次。

5. 红枣 15 枚,龙眼肉 20 枚,黑木耳 15 克。温水泡发洗净,放入小碗,加水和红糖适量,隔水蒸 1 小时,服食红枣、龙眼肉、木耳,饮汤。此方适用于脾肾两虚再生障碍性贫血患者。久服效果显著。

原发性血小板减少性紫癜

原发性血小板减少性紫癜是一种常见的出血性疾病,目前认为其发病机理与免疫有关,但主要发病机理尚未查明。此病多分为急性与慢性两型,急性常见于儿童,慢性多见于青年女性,其临床表现为皮肤黏膜大小不等的瘀点、瘀斑,主要出现在四肢,尤其是下肢的分布不均匀。中医属"血证"、"发斑"范畴。

【单方验方】

1. 雪见草 15～30 克。水煎服,每日 1 剂。

2. 大枣 15 克,阿胶 10 克。水煎服。

3. 槐花 12 克,侧柏叶 9 克,大枣 60 克。水煎服。

4. 连翘 30 克,生地黄、紫草各 15 克,炒槐米、徐长卿各 12 克,大枣 10 枚,甘草 10 克。水煎服 2 次,每日 1 剂。儿童酌减。10 剂为 1 个疗程。本方功能凉血解毒。主治单纯性过敏性紫癜。

5. 鹿角霜 6 克,党参、补骨脂、熟地、桂圆肉、阿胶各 9 克,何首乌 9 枚,羊蹄根 15 克,花生红衣 30 克,红枣 5 枚。水煎服。主治紫癜,症见血小板减少,口腔出血,周身紫癜密布,面黄形瘦,唇甲苍白,头昏心悸,眠差,证属气虚血少,脾肾亏损。

【食疗】

1. 带皮花生 120～180 克或花生红衣 30 克,红枣 10 枚。煎服。每日 1 剂,5～7 日为 1 个疗程,或炒花生米,每日 3 次,每次 60 克,1 周为 1 个疗程。

2. 紫草 10 克,大枣 3 枚,粟米 50 克。水煎紫草、大枣,去渣留汁,入粟米煮粥,分 2 次服食。主治紫癜色深而伴低热者。

【其他疗法】

取胎发适量烧灰,吹鼻。治紫癜。

系统性红斑狼疮

系统性红斑狼疮是一种累及全身多脏器的自身免疫性结缔组织病。以不同程度的发热,皮肤暴露部位的水肿性红斑,关节疼痛,口咽部溃疡等为主要临床特征。心脏受累则出现心包炎、心肌炎或心内膜炎,甚至心功能衰竭等。肾脏受累则出现肾炎、肾病综合征、肾功能不全等。消化系统受累则出现肝炎、胃肠溃疡出血等。神经系统受累则出现癫痫、脑膜炎、脑血管意外等。系统性红斑狼疮以青年女性为主要发病人群。急性型起病急骤,伴有严重中毒症状,且多脏器受累,功能衰竭,预后较差。慢性型盘状损害,病变局限于皮肤,极少累及内脏,且病程进展缓慢,预后良好。系统性红斑狼疮属中医的"阴阳毒"、"红蝴蝶疮"、"马缨丹"、"心悸"、"内伤发热"、"痹证"、"水肿"、"虚劳"等范畴。

【单方验方】

1. 黄芪 90 克。水煎,每日 1 剂,分 3 次服。用以补中益气,扶正祛邪。

2. 红花、鸡冠花、凌霄花、玫瑰花、野菊花各 9~15 克。水煎服。用以凉血活血,疏风解毒。主治盘状红斑性狼疮初期,玫瑰糠疹(风癣),多形性红斑(血风疮)及一切红斑性皮肤病初期,偏于上半身或全身散在分布者。证属血热发斑,热毒阻络。故以凌霄花凉血活血泻热为主;玫瑰花、红花理气化痰;鸡冠花疏风活血;野菊花清热解毒。

3. 青蒿 30 克,代茶饮。

4. 金荞麦 0.51 克,干蟾皮、鱼腥草、百部、一见喜各 0.35 克。制为片剂,以上为每片含量。每日 16~24 片,分 3~4 次服。4 周为 1 个疗程。适用于盘状红斑狼疮,系统性红斑狼疮毒邪亢盛型。

【食疗】

1. 鲜芦根、鲜茅根、竹叶各 60 克。混匀,每次取适量,开水沏泡或水煎取汁,代茶频饮。适用于狼疮日久不愈的肉眼血尿,眼睑肿胀,关节酸痛等。

2. 当归、生姜各 10 克,羊肉 100 克。将羊肉切碎,与当归、生姜同煮,煮熟后去当归、生姜,食肉喝汤。用于狼疮贫血,发热,自汗,乏力,身痛,月经量少或闭经等。

❧⁓ 风湿性关节炎 ⁓❧

风湿热是一种与 A 族乙型溶血性链球菌感染有关的免疫性疾病,主要病变为全身结缔组织的非化脓性炎症,除累及心脏外,关节炎的症状十分突出。风湿性关节炎的特点:① 多发性,以肩、肘、腕等大关节为主,局部有红肿、热痛等炎症表现及运动功能的障碍。② 对称性,两侧关节均可累及。③ 炎症消退后,不留有永久性畸形,关节恢复功能。祖国医学认为本病是由于风寒湿邪乘虚侵入人体,合而为痹,致使关节气血不通,不通则痛。

【单方验方】

1. 海风藤、钩藤各 15 克,络石藤 20 克,鸡血藤 30 克,威灵仙 10 克。每日 1 剂,水煎,分 2 次服。可疏通经络,补血活血,缓急止痛。主治痹证。

2. 苍术(米泔浸)、盐炒黄柏(酒浸)各 15 克。煎服。主治膝痛,脚骨热痛,或赤肿行步难。

3. 红花、白芷、防风各 15 克,威灵仙 9 克。加入白酒同煎,热服,覆被取汗。主治四肢疼痛。

4. 片姜黄、羌活、白术、防己各 7.5 克,甘草(炙)3 克。加水 1 000 毫升,生姜 7 片,煎至 500 毫升。病在上饭后服,病在下饭前服。主治风湿,症见手足缓弱,麻木不仁。

5. 草乌 90 克,熟地黄、南星、半夏、白僵蚕、乌药各 15 克。研成细末,制丸如梧子大,每次 5～7 粒,空腹睡前用温酒送下。主治筋痛,卒中倒地,跌扑伤损。

6. 羌活、炮附子、白术、炙甘草等份。研为粗末,每次 12 克,加水 75 毫升,生姜 5 片,煎至七分,去滓温服,不拘时候。主治风湿相搏,身体疼烦,掣痛不可屈伸或身微肿不仁。

7. 老鹳草 15～20 克,切碎或研为粗末,水煎服。或加量熬膏服用,每次服 1 勺,每日 2～3 次。治疗关节疼痛,久不愈。

8. 虎杖根 100 克,高粱酒 500 毫升。浸泡 1 日,隔水煮,去渣贮瓶中,每日饮 1 杯(约 50 克)。主治关节疼痛,或局部变形者。

9. 防己、五加皮各 15 克。水煎服。单用防己煎服亦可。

10. 五加皮、木瓜、油松节各 15 克。共研为细末,每服 5 克,每日 3 次,开水冲服。本方可连续服用。主治关节拘挛疼痛。

【食疗】

1. 瘦猪肉 250 克,北沙参 50 克。放入锅内,加入油盐葱姜,一同煮熟,分 2 次服。治风湿痛。

2. 黄鳝 1 条约 125 克,小黑豆 125 克,红糖 125 克。黄鳝放清水内 2～3 天,去净脏器杂物,与黑豆、红糖捣烂如泥,制成丸如豆粒大小,晒干,每天早、晚各服 40～50 丸,黄酒为引。主治腰腿疼,周身肿疼,关节炎等。

【其他疗法】

1. 取夏日中午阳光最强时照射,可根据患病部位选择全身或局部日光浴。时间每次在 30 分钟左右。治疗风湿及类风湿性关节炎。

2. 食盐 500 克,小茴香 200 克。共放沙锅内炒热,取出一半,用布包熨痛处,凉了再换另一半,换下来的再炒热,如此循环数回,炒熨过的药不要抛弃,仍可使用,每日可做两次。治关节痛。

3. 拔罐疗法:肩关节痛,取大杼、风门、肩井、曲垣等穴;腰痛,取肾俞、结肠俞、腰阳关等穴;坐骨神经痛,取环跳、秩边、风市、阳陵泉、承山等穴。治风湿痹痛。

4. 晚蚕沙 500 克,炒热,加 100 毫升白酒,装入药袋,趁热熨引患处。治风湿性关节炎、类风湿性关节炎、坐骨神经痛等。

5. 取虎杖、桃树枝、杨柳枝、桑树枝、槐树枝各 250 克,煎煮后倒入桶内,先熏后洗。每日 2 次,每次 30～60 分钟。治风湿性关节炎。

6. 露蜂房 1 个,加白酒 1 000 毫升,浸泡 7 天。用纱布蘸酒擦痛处。每日 4 次。治风湿痹痛(关节疼痛)。

7. 防风、细辛、草乌各等份。研为细末,擦靴袜中,能除风湿健步。主治膝踝关节疼痛。

8. 白凤仙花茎叶适量,捣烂,煎汤洗痛处。治疗风湿性关节痛及腰腿痛。

9. 桑枝适量,艾杆、柳枝各 100 克。水煮,先熏蒸,后泡洗。用于多年筋骨疼痛或腰腿痛,受冷风而发者。

类风湿性关节炎

类风湿性关节炎是一种病因不明,与自身免疫密切相关的慢性全身性疾病。主要累及多关节的滑膜,表现为对称性、多发性,反复发作性关节的肿、痛、热,受累关节常为手足小关节,最终导致关节畸形、强直,丧失功能。可伴有关节外的病变损害,如血管炎、皮肤肌肉萎缩、皮下结节、淋巴结肿大、脾脏肿大、发热、乏力、贫血等。可累及全身多个脏器。是全身结缔组织疾病中最常见的一种,多见于青壮年女性。本病属于中医"痹证"范畴,因先天禀赋不足,正气亏虚,感受风寒湿热之邪,痹阻于肌肉、骨节、经络之间,使气血运行不畅而发病。

【单方验方】

1. 晚蚕沙 30 克,木瓜 30 克。水煎,内服,每日 1 剂,分 2 次服。可祛风活血,利湿消炎。

2. 丹参 30 克,赤芍 15 克,细辛 5 克,威灵仙 9 克,全蝎 9 克。上药加水 1 200 毫升,煎煮取汁 400 毫升,每日 1 剂,煎服 2 次。适用于坐骨神经痛,属瘀血阻络,夹有寒湿之证者。全方有活血化瘀,温散寒湿,通经活络之效。坐骨神经久治不效者,用此方有良效。

3. 生黄芪 240 克,牛膝 90 克,远志肉 90 克,石斛 120 克,金银花 30 克。水煎服,先煎前 4 味,加水 2 000 毫升,煎至 400 毫升,再加入金银花 30 克,煎至 200 毫升,临睡前,空腹顿服。全身大汗,任其自止。适用于鹤膝风,症见膝关节红肿疼痛,步履维艰。

【食疗】

1. 樱桃 500 克,五加皮 50 克,白酒约 500 毫升。樱桃、五加皮洗净晾干,放入500毫升装瓶内,再添加50度以上白酒,密封瓶口,每日摇振1次,1周后即可饮用。

2. 穿山龙6克,鸡蛋3个,食盐、素油各适量,香油少许。将鸡蛋打入碗内,加入洗净切碎的穿山龙,再调入食盐、香油,搅拌均匀;然后在锅内放油烧热,将调好的鸡蛋白放入炒熟即可,1次顿服。

【其他疗法】

1. 取白芥子60克,研细末,用白酒或黄酒调和如糊状,摊布上,包敷膝关节肿痛处,干后即取下,以局部发泡为度。如破溃可涂以麻油。治鹤膝风。

2. 取夏日中午阳光最强时照射,可根据患病部位选择全身或局部日光浴,每次30分钟左右。治风湿及类风湿性关节炎。

3. 菊花、陈艾叶,作护膝用,久则自除。主治膝风疼痛。

4. 晚蚕沙500克,炒热,加白酒100毫升,装入药袋,趁热熨引患处。治风湿性关节炎、类风湿性关节炎、坐骨神经痛等。

糖 尿 病

糖尿病是一种常见的内分泌代谢性疾病,以尿中有糖,血糖升高为特点。其主要症状为"三多一少"即多饮、多尿、多食和体重减轻。患者容易病发感染,病情控制不好时还可出现酮体,严重者可引发酮症酸中毒及昏迷。糖尿病在世界各地均有分布,发病率随年龄的增长而升高。患病高峰在50~70岁。糖尿病的病因至今尚未完全阐明,胰岛素分泌不足或相对不足及胰高血糖素不适当的分泌过多是本病的基本原理。属于中医"消渴"范畴,以阴虚为本,燥热为标。一般分上消、中消、下消三型进行辨证施治。

【单方验方】

1. 山药120克,用水浓煎服。

2. 甘薯(地瓜),不拘量,生食或煮熟食用。可促进胰岛素分泌,改善餐后高血糖。

3. 玉米须 60 克洗净,煎汤代茶,为 1 日量,渴即饮,不拘次数。

4. 黄芪 180 克,蜜炙甘草 30 克。水煎,不拘时服。

5. 川黄连 150 克,麦冬(去心)、天花粉各 8 克。研为细末。用生地黄汁,并用牛乳汁和丸,梧子大,每次 5 丸,每日 3 次。

6. 葵花根 150 克,水煎清晨服。

7. 黄连 3 克,冬瓜 50 克。治消渴能饮水,小便频。

8. 菟丝子、党参、黄芪、生地黄、熟地黄各 30 克,天麦冬各 15 克,山萸肉、玄参、茯苓、泽泻各 12 克,当归 9 克,水煎服。用以益气滋阴。

9. 花粉、银花、知母、沙参、石斛、葛根、麦冬、玄参各 9 克,百合、山药各 12 克,黄连 6 克,甘草 3 克。水煎服。能养阴清热。主治糖尿病,症见饮食倍增,尚感饥饿,头昏眼干,全身无力,舌质红而少苔,脉象浮大,尿糖(+++),证属阴亏火旺。

10. 枇杷叶(炙,去毛)、瓜蒌根、黄芪、干葛、莲房、甘草各 15 克。加水 300 毫升,煎至 150 毫升,饭前服。小便不利加茯苓。为气阴两补,肺脾同治。

【食疗】

1. 用梨汁、蜂蜜加水同熬浓缩。不时用热水或冷水调服。治消渴饮水。

2. 南瓜 250 克,煮汤服食。每天早、晚餐各服 1 次,连服 1 个月。病情稳定后,可间歇食用。主治中消。

3. 南瓜粉,日服 30 克,服用 3 个月以上。对轻症糖尿病有效。

高脂血症

血脂是血浆的中性脂肪和类脂的总称。由于脂肪代谢或转运异常使血浆中的一种或几种脂质高于正常称为高脂血症。本病可引起一系列的病理改变,表现出以头晕,胸闷,心悸,纳呆,神疲乏力,失眠健忘,肢体麻木等为主要表现的病症。高脂血症与糖尿病、脂肪肝、肾病、动脉硬化、冠心病等均有密切关系。本病属中医"浊阻"、"痰湿"、"肥胖"、"湿热"等范畴。

【单方验方】

1. 生山楂适量,研成细粉,口服,每次 15 克,每日 3 次,1 个月为 1 个疗程。

2. 决明子 20 克,水煎服,每日 1 剂,分 2 次服,30 日为 1 个疗程。

3. 青黛、明矾、郁金各 15 克,黄连 10 克,熊胆 8 克。共研细末,装入胶囊,每次饭后服 1 粒,每日 2～3 次。可疏肝解郁,清热化痰。证属肝郁气滞,湿热内阻。

【食疗】

1. 米醋 1 瓶(约 500 毫升),鲜姜 10 克,切成薄片装入瓶内,封口 7 天后,每次 5 毫升,每日服 3 次。

2. 毛冬青 25 克,山楂 30 克。洗净后,加水共煎后取汁代茶饮。

3. 荷叶 10 克,绿茶 10 克。用沸水冲泡 1 小时,代茶频饮。

4. 绿茶 6 克,大黄 2 克。沸水冲泡,加盖焖 1 小时,随渴随饮。可泻火通便,消积。主治肥胖症、高脂血症。

5. 新鲜荷叶 1 张,煎成汤液,再加入粳米 100 克、冰糖少许煮粥。代替主食常食用,可减肥。

甲状腺功能亢进症

甲状腺功能亢进症简称甲亢,是由多种原因而引起的甲状腺功能增强,激素分泌过多的一种内分泌系统疾病。临床以甲状腺肿大并且伴有功能亢奋为特点。详细的发病原因仍不十分清楚。目前认为甲亢的发病是在遗传的基础上因精神刺激等因素而诱发的自身免疫性反应。病人以女性居多,一般起病缓慢。主要症状是交感神经兴奋性增高和高代谢状态方面的表现,如神经过敏、多言善虑、情绪激动、失眠多梦、体重下降、大便次数增多等。少数人伴有眼球突出的现象。祖国医学认为,本病属于"瘿病"或"瘿气"的范围,与素体阴虚,情志抑郁有关。

【单方验方】

1. 黄药子 9～12 克,水煎服是。

2. 猪靥(或羊、牛的甲状腺体)。焙干研末,每日 0.1～0.2 克。

3. 夏枯草 25 克。水煎服,连服 15 天。

4. 昆布、海藻各 45 克,桔梗 15 克,连翘 12 克,广木香 4.5 克。水煎服。

5. 野苋菜根,同白糖炖服。

6. 黄药子 100 克,白酒 500 克,将黄药子酒浸泡 5 日,取出。每日喝此酒 2 次,每次 2 杯。恢复正常即停止饮用。

7. 夏枯草 80 克,黄芪、生牡蛎各 30 克,玉竹、生地各 20 克,白芍、海藻、当归各 15 克,山药、茯苓、麦冬各 12 克,枸杞 10 克。水煎,每日 1 剂,煎 2 次分 3 次服。可滋阴潜阳,健脾补血,散结软坚。

【食疗】

1. 海带 50 克,洗净煮熟,捞出切丝,加入味精、食盐调味。日食 1 剂,常食有效。可行水利尿、降脂减肥。主治痰湿内盛肥胖症、甲状腺功能亢进、冠心病。

2. 海蜇皮 50 克,浸泡切碎洗净,加糖盐米醋,凉拌食之。

甲状腺功能减退症

甲状腺功能减退症简称甲减,是由多种病因引起的甲状腺激素合成、分泌或生物效应不足所致的一组内分泌疾病。女性较男性多见,且随年龄增加,青春期甲减发病率呈现降低趋势,成年后则上升。甲减的病因以淋巴细胞性甲状腺炎为多。属于中医"虚劳"、"肾阳虚"等范畴。因饮食、体制因素及失治、误治、烦劳过度等使脾肾阳气不足,脏腑功能衰减所致。

【单方验方】

仙茅 24 克,猪苓、茯苓、仙灵脾、当归各 15 克,麻黄、炒知柏各 6 克,生石膏 30 克,炙甘草、官桂各 3 克,泽泻 18 克,生大黄(后下)9 克。水煎服。用以温肾补阳,化湿利水。主治甲状腺功能减退症,症见水肿多年,皮肤紧绷,按之无凹陷,毛发脱落,尿量减少,卧床不起,口臭便秘。证属肾中阴阳两虚。

【食疗】

1. 炮附子 30 克,羊肉 100 克。先将炮附子用开水煮 2～3 小时,再加入羊肉炖至烂熟,食用。

2. 肉苁蓉 30 克,精羊肉 100 克,粳米 150 克。先将肉苁蓉煮烂后去渣留汁,再放入精羊肉、粳米煮粥即可,服时加入姜、葱适量。

3. 老母鸡 1 只,高良姜 30 克。先杀鸡去毛和内脏,洗净切块,加良姜共炖煮至鸡烂熟即可,喝汤吃肉。

脑动脉硬化症

脑动脉硬化症是指脑动脉的管壁由于脂类物质沉积和内膜受损,血小板、纤维素等物质积聚在损伤的血管壁内膜上,使管壁结缔组织增生,内膜粗糙,弹性减退,管腔狭窄,以致影响共同的血液循环和供氧的疾病。脑动脉硬化症往往合并主动脉、冠状动脉、肾动脉和周围动脉硬化。经常喝酒,或合并高血压、糖尿病等,动脉硬化症出现较早,而且发展快,程度也较重。本病属于中医"头痛"、"眩晕"、"健忘"、"虚损"等范畴。

【单方验方】

1. 山楂、麦芽、玉竹各 30 克。水煎服,每日 1 剂。

2. 泽泻 15～30 克。水煎服,每日 1 剂。

3. 生黄芪 30 克,党参 12 克,白菊花、川芎各 10 克,杜仲、葛根、蒲黄各 15 克,炙甘草 5 克。水煎服,每日 1 剂。

4. 鲜荷叶 1～2 片。水煎服,每日 1 剂,代茶饮,1 个月为 1 个疗程。

癫　痫

癫痫是一组反复发作的脑部神经元异常放电所致的暂时性脑功能失调,表现为运动、感觉、意识、植物神经等不同程度障碍及精神异常,神经系统功能正常的慢性疾病。本病属于中医"痫证"、"癫证"范畴。中医认为大多由于七情失调,饮食不节,劳累过度,脑部外伤,先天因素或其他疾病之后造成脏腑功能的失调。

【单方验方】

1. 南星、半夏、川乌、白附子各 30 克,大豆(去皮)75 克。研为细末,滴水为丸桐子大。每次 3～5 丸,姜汤送服。

2. 巴戟天 90 克,半夏 9 克。水煎服。治疗癫痫,久而不愈,口中喃喃不已,时时忽忽不知,时而叫骂,时而歌唱。

3. 浮小麦、炙甘草各 15 克,红枣 7 枚。水煎服。每日 1 剂,煎服 2 次。治疗癫痫经常发作,突然跌倒,尖叫,四肢抽搐,口吐白沫,大小便失禁。

4. 黄芩、炙草、大黄、生姜、桂枝、芍药各 9 克,丹参 30 克,半夏、茯苓各 12 克,柴胡、生龙骨牡蛎各 18 克,大枣 10 枚。水煎服。每剂煎 2 次,早、晚各服 1 次。可潜阳和肝,通便祛痰。适用于普通型癫痫。一般癫痫或用西药如苯妥英钠治疗好转,而停药又发作,不能控制或不能根治,常有发作性抽搐或伴有头痛头晕者。

5. 桂枝 25 克,甘草、牡蛎各 17.5 克,大黄、龙骨各 30 克,滑石、赤石脂、白石脂、紫石英、寒水石、生石膏各 50 克。共研为细末,炼蜜为丸,每丸 15 克,每日 2 次,每次 1 丸,开水送服。

6. 郁金、橘红各 20 克,枳实 15 克,半夏、龙齿、远志、菖蒲、制南星各 12 克,全蝎 10 克,海浮石、山楂、茯苓各 30 克,炙甘草 6 克。研末,制成散剂,装入胶囊,每粒 0.4 克,每次 2 克,每日 3 次,小儿酌减,温开水送服,20 天为 1 个疗程。适应于癫痫病属风痰蒙蔽清窍证者,症见突然昏倒,不省人事,四肢抽搐,口吐白沫,舌质淡,苔白腻,脉弦滑。服药期间忌食油腻、房事。每服药 1 个疗程后进行脑电图复查。本方除治疗癫痫外,还可以治疗精神分裂症、癔症、神经官能症。

7. 升麻 120 克,川贝母 60 克,田螺盖(烘干)60 克,鲫鱼(焙干)1 条约 60 克。共研为细末,炼蜜为丸,每丸重 6 克,早、晚各服 1 丸。适用于癫痫多年不愈,或数日发作 1 次者,癫痫久病多虚适合此方治疗,且宜久服方可获效。

8. 鲜青果 500 克,郁金 40 克,白矾(研末)40 克。先将青果打碎,加适量水,放锅内熬开后,捞出去核,捣烂,再加郁金煎煮至无青果味,过滤去渣,加入白矾再熬,约成 500 毫升,每次服 20 毫升,每天早、晚各 1 次,温开水送服。治疗癫痫经常发作。

9. 甜瓜蒂 7 个,白矾 3 克。共研末。水送服,过 5 日再吃 1 次。

10. 黄连、南星、瓜蒌、半夏。姜水煎服。

【食疗】

1. 千日红 6 克,水煎服。主治小儿痫证。

2. 木耳 120 克,红糖 30 克,蝉蜕 6 克,钩藤 6 克,胆南星 4.5 克。将红糖拌木耳煮熟食用,余药水煎去渣,空腹服,连服 1 个月。主治久患严重癫痫症。

3. 黄瓜藤 60 克,剪短,入清水 3 杯,水煎取汁约 2 杯,分 2 次服。

4. 青麦苗 1 篮,白糖 60 克。将青麦苗捣汁取半碗,加糖于锅炖熟,饮服。

【其他疗法】

取瓜蒂、防风各 6 克,藜芦 3 克,共研为细末,用荠菜汁煎后,徐徐饮服,得吐停止。

❧ 神经衰弱 ❧

神经衰弱是指大脑由于长期的情绪紧张和精神压力,从而导致精神活动能力减弱的功能性病变。其主要特征是精神易兴奋和易疲劳,睡眠障碍,头痛并伴有各种躯体不适等症状。中医称本病为"惊悸"、"健忘"、"头痛"、"不寐"、"虚损"等。认为是由于思虑劳倦,内伤心脾,心脾不足,肾精虚衰而发。

【单方验方】

1. 灯心草 1 把,煎汤,睡前代茶饮。主治失眠。

2. 枣仁 9 克(炒),甘草(炙)2.1 克,知母 2.1 克,茯神 6 克,川芎 1.2 克。水煎温服。主治虚劳不眠。

3. 琥珀(研末冲服)0.6 克,合欢花 9 克,白芍 9 克。水煎服,每日 1 剂,分 2 次服。能安神解郁,养血柔肝。主治失眠、神经衰弱。

4. 清晨 8 点前冲泡茶叶 15 克服用,8 点后忌饮茶水,晚上就寝前冲服酸枣仁粉 10 克。治疗 3～10 日以上。治疗神经衰弱失眠。

5. 茯神 30 克,磁石粉 9 克。水煎服。用于头痛,耳鸣,失眠者。

6. 花生叶 90 克。取鲜品煮水喝。

7. 鲜桑葚 30～60 克。水适量煎服。治心肾衰弱不寐,或习惯性便秘。

8. 半夏 10 克,糯米 30 克。水煎服。连服 3 剂,药后顿觉心中畅快,不但能入睡,且无噩梦惊扰。

9. 茯神 12 克,人参 9 克,橘皮 6 克,甘草(炙)3 克,生姜 6 克,酸枣仁 30 克。以水 600 毫升,煮取 120 毫升,去渣,分 3 次服。主治心虚不得睡,多不食。

【食疗】

1. 炒酸枣仁 60 克,水研绞取汁,加入大米 12 克煮粥,空腹食之,即安睡。主治老年心血亏虚,心烦不得眠。

2. 鲜龙眼肉 500 克,去壳、去核后放于瓷碗中,加白糖 50 克蒸熟,放凉,使色泽变黑,最后拌白糖少许装瓶。每次 1 匙,每日 2 次。

【其他疗法】

1. 取木梳从前额经头顶梳向枕部,先轻后重,早、晚各 1 次,早晨每次 10 分钟,晚上临睡前 15 分钟。治神经衰弱、失眠。

2. 取磁石 30 克,菊花、黄芩、夜交藤各 15 克,水煎滤液,加热水洗足,每晚睡前 1 次,洗后入睡,并保持室内安静。治失眠。

3. 朱砂 3 克,灵磁石 6 克。共研为细末,装入布袋,放在帽子内戴在头顶。治失眠、心悸。

4. 取决明子、滁菊花、朱灯心草各 150 克,作枕芯。治失眠。

❧ 癔　症 ❧

癔症又称歇斯底里,是一种较常见的神经症。本病是在素质因素基础上,受到心理社会因素的影响而导致的高级精神活动失调。精神创伤常为首次发病的诱因,此后可通过暗示或自我暗示发病,可无明显的精神因素。临床表现为多种精神和(或)躯体症状,但缺乏持久的精神病症状和器质性基础。常突然发作,迅速终止,暗示治疗有效。本病主要临床症状散见于中医学"厥证"、"郁证"、"脏躁"、"百合病"、"失音"、"暴聋"、"梅核气"等证中,因素体心胆不足,七情悖逆,内扰脏气,致生痰等所致。

【单方验方】

1. 人参 6 克,炙草、肉桂、半夏各 15 克。水煎温服。主治气郁痛。

2. 青皮 10 克,柴胡 12 克,赤芍、白芍各 15 克,丹参 20 克。水煎服。

3. 姜厚朴、赤苓、紫苏叶各 30 克,姜半夏 45 克。每次 9 克,入姜 3 片同煎,饭后温服。主治梅核气。

4. 百合 10 克,龙齿(或龙骨)15 克,琥珀粉 3 克,炙甘草 6 克,浮小麦 15 克,红枣 7 个。水煎服。用以养心宁神。主治郁病、脏躁、癫痫,症见心神恍惚,失眠,健忘等,证属心肝不和。

5. 黄连 15 克,黄芩 10 克,芍药 10 克,阿胶 15 克,鸡蛋 2 个。将黄连、黄芩、芍药煎取浓汁,再加入阿胶小火煎化,稍冷后加入生蛋同煮搅匀,分 2 次服用,每日 2 次。

6. 浮小麦 30 克,生地黄、熟地黄各 15 克,当归 12 克。水煎服。

【食疗】

1. 酸枣仁 15 克,粳米 100 克。酸枣仁炒后研末备用,粳米煮粥,出锅时下酸枣仁末,空腹食用。

2. 小麦 100 克,大枣 15 枚,麦冬 12 克。将上料洗净,放入沙锅内煮粥,待煮好后调味食用。

3. 百合 60 克,糯米 200 克,赤砂糖 20 克。百合干燥后研粉,与糯米加水煮粥,熟后加入赤砂糖。

面神经麻痹

面神经麻痹分为周围性与中枢性两种。前者是由于茎乳孔内急性非化脓性炎症所致,临床表现为患侧面瘫,额纹消失,口角歪向健侧。后者是由于脑内疾病如脑血管意外引起,除具有面部症状外,还伴有肢体瘫痪。本病属于中医的"面瘫"、"口眼歪斜"。

【单方验方】

1. 僵蚕、全蝎各 15 克,白附子 5 克。先将前 2 种药物晒干烘至黄色,再加白附子共研为细末,每次服用 2.5～5 克,黄酒送下。治口眼歪斜。

2. 蝉蜕、川芎各 3 克,白芍、当归、钩藤、僵蚕、天麻、全蝎、丝瓜络、路路通、橘红各 10 克,生地黄 12 克。水煎服。用以养血活血,通络化痰。主治面神经麻痹,症见感冒后自觉左侧嘴角不适,隔日发现口眼歪斜,一侧嘴角不能闭合,唾液外流,不能正常鼓气和吹气,舌苔白,脉沉细弦,证属气血两虚,风痰阻络。

3. 全蝎、白附子、蜈蚣、钩藤、白芷各 20 克,共研为细末,每次 10 克,开水送服,每日 2 次。

【其他疗法】

1. 当归、川芎、丁香、细辛、荜茇、白芷各等份。研为细末,取适量,纱布包上塞鼻中。治面神经麻痹。

2. 生马钱子水泡刮去毛,切成薄片,敷于面颊部,用胶布固定,7 天后更换。治面神经麻痹。

3. 皂角(去皮)100 克,研细末,用陈醋少许,调成膏。口眼向右斜贴在左面;向左斜贴在右面。每日 2 次,连用 5 日(注意勿入眼内)。

4. 蓖麻子 5 个,去皮,捣烂,醋调成膏,左侧歪斜贴在右面,右侧歪斜贴在左面(注意药膏勿入眼内)。

头　痛

头痛是许多疾病可引发的症状。比较常见的头痛有血管性头痛,颅内高压(或低压)性头痛,肌肉收缩性头痛,外伤后头痛及眼、耳、鼻、鼻旁窦、牙齿引起的头痛。高血压病头痛伴有头晕、失眠多梦、健忘、晕眩、胸闷等症状。若头痛伴视力障碍,眼球发胀,虹视,恶心,呕吐等,应警惕青光眼。

【单方验方】

1. 辛夷9克,川芎30克,细辛3克,当归30克,蔓荆子6克。水煎服。主治头痛连脑,双目赤红,如破如裂。

2. 石膏、牛蒡子各15克。水煎服。主治偏头痛连及眼睛。

3. 川芎4.5克,细辛3克。加水70毫升,煎服。

4. 薄荷、生地黄,水煎服。此方平剂,主治血虚头痛。

5. 牡蛎15克,桑叶、菊花、白芍、白蒺藜、钩藤、竹茹、蔓荆子各10克,荷蒂8克。水煎服。可疏肝泄热,平肝潜阳。主治头痛证属肝阳上亢。

6. 茺蔚子、制香附、菊花、钩藤各9～15克,川芎3～9克,桂枝6～12克,生甘草9克。水煎服。

7. 桃花10朵。水煎服,服后,吐顽痰。治脑神经痛。

8. 川芎10克,香附20克,用清茶或开水调服。用于偏正头痛、神经性头痛。

9. 白芷、菊花各15克。水煎饭后服。每日3次,温开水送服。用于偏头痛,感冒及副鼻窦炎引起的头痛。

10. 白僵蚕3克,葱白6克,绿茶3克。白僵蚕焙干研末备用;用葱白、绿茶煎汤,调服白僵蚕,每日1～2次。可祛风止痛。主治偏正头痛。

【食疗】

1. 向日葵子去壳和母鸡炖汤饮之。治头晕痛。

2. 决明子 15 克,菊花 3 克,生山楂片 15 克,冰糖适量。用沸水冲泡前 3 味半小时后,加入冰糖,代茶频饮,每日数次。

3. 生乌头、生南星、生白附子。3 药等份,共为细末,每用 30 克,以葱白连须 7 茎,生姜 15 克,切碎捣如泥,入药末和匀,用软布包好蒸热,包在痛处。用以祛风止痛。主治头痛,症见偏头痛,痛不可忍。

【其他疗法】

1. 生葱 5 根,生姜皮半汤匙,米酒糟两酒杯,捣匀,趁温敷在痛处,可止痛。

2. 用荞麦粉炒热加醋再炒,趁热敷上,用布包紧,不能见风,冷则随换,日夜不断。治偏正头痛。

3. 白胡椒 30 克,鲜姜 120 克,黑豆 7 粒,大枣 7 个,葱根 7 个。共捣烂,用纱布包起扎紧。将药放于鼻下闻之,同时出汗,1 次即愈。治偏头痛。

4. 取木梳从前额经头顶梳到枕部,然后从额经头顶梳向两侧。每次 10 分钟,每日 3 次。治头痛。

5. 防风、川芎、白芷、绿豆各 150 克,晚蚕沙 100 克,研为粗末,作枕芯。治头风(相当于血管神经性头痛)。

6. 鹅不食草揉成团,装入布袋,带在身边,时常嗅闻。治寒性头痛。

7. 取太阳、印堂、风池、合谷等穴拔罐,每日 1 次。

8. 川乌 6 克,草乌 6 克,薄荷 1 克,细辛 1 克,生石膏 12 克,胡椒 1 克,共研为细末,白酒调为糊状,敷太阳穴。用于偏头痛。

9. 白附子 5 克,葱白 25 克。白附子研细末,与葱白捣成泥状,取如黄豆大 1 粒,摊在小圆形纸上,贴在患侧太阳穴处,约 1 小时左右取下。用于偏正头痛。

10. 天南星、川芎各等份。两药研成细末,用连须葱白同捣烂作饼,贴于太阳痛处。

11. 蕲艾叶 120 克,白菊花 120 克。制成药枕,主治风热头痛。

12. 冬瓜,捣烂,贴于疼痛处。主治时气头痛不止。

13. 蓖麻油,涂太阳穴。主治风气头痛。

虚 汗 证

虚汗证是指由于体质虚弱而引起的不正常的出汗现象的病证。根据汗出的表现,常见的虚汗证可分为自汗、盗汗。自汗是指白天,不因劳动、气候炎热等因素而出现的全身性出汗过多,异于正常,稍一活动就汗出更甚的病症;盗汗是指入睡后汗出异常,醒后汗出即止的病证。虚汗证常见于自主神经功能紊乱、自发性多汗症、结核病、甲状腺功能亢进症、低血糖等病。

【单方验方】

1. 黄芪(蜜炙)、防风各 3 克,白术(炒)6 克。加水 600 毫升,姜 3 片煎服。主治表虚自汗。

2. 炒黄柏、炒知母各 4.5 克,炙甘草 1.5 克。为粗末,作 1 副,水 500 毫升,煎至 250 毫升,食前温服。主治盗汗。

3. 甘草 10 克,小麦 30 克,大枣 50 克,清水 3 碗煎至 2 碗,分早晚 2 次服用。可治阴虚盗汗。

4. 人参 30 克(或黄芪 60 克代之),当归 30 克,北五味 3 克,桑叶 7 片。水煎服。

5. 韭菜 49 根,水煎 1 次服。主治盗汗及自汗。

【其他疗法】

1. 五倍子,研成细末,每次取 3 克,温开水调如糊状,填于脐部,以纱布覆盖固定,连用 3～5 日,好转即可停用。治自汗、盗汗。此方既能止渴敛汗,又善降火生津,故阴虚者最为适宜,如肺结核盗汗也可用。

2. 取郁金 6 克,牡蛎 12 克,研末,醋调敷脐部。治盗汗、自汗。

躁狂抑郁症

躁狂抑郁症也称情感性(心境)障碍,简称躁郁症,是一组原因未明的精神障碍。以情绪高涨或低落为主要特征,伴有相应的思维及行为改变。临床表现为躁狂或抑郁反复发作,或交替发作,两次发作之间,有明显的间歇性期,此时精神活动完全正常。一般不表现人格缺损,轻者可不到精神病程度。首次发病多在 16～30 岁,女性多于男性。本病属于中医"狂证"、"癫证"范畴。多因忧思太过,志愿不遂,郁闷不舒,耗伤心脾,以致血虚,肝阴不足,或因过喜伤心及胃热上蒸,扰乱神明所致。

【单方验方】

1. 地龙(捣烂)20 条,苦参 15 克。水煎服。主治阳明火起发狂,腹满不得卧,面赤而热,妄见妄言。

2. 磁石 30 克,朱砂 30 克,六神曲 90 克。研末。另以六神曲 30 克,水和作饼,煮沸。入前药加蜜炼为丸,如麻子大,每次 6 克,热水送服。主治癫狂痫如神。

3. 茯神 45 克,茯苓 60 克,人参 60 克,石菖蒲 60 克,赤小豆 15 克。薄荷糊丸,每服 15 克,淡姜汤送服。主治痰涎聚于心窍所致癫狂。

4. 甘遂(去心)、紫大戟(去皮)、白芥子。临睡前姜汤送服,或用热水送服 30 丸,利去痰饮为愈。主治痰迷心窍,时时癫狂,如有所见。

5. 生铁落(研碎先煎)30 克,甘草 3 克,水煎服。治暴怒发狂。

6. 升麻 6 克,玄参 120 克,青蒿 60 克,干葛根 60 克,黄芪 60 克。水煎服。主治火郁胸中。

7. 百合 1 枚,知母 6 克。水煎服,主治百合病,症见行住坐卧,若有神灵,默默不乐等。

8. 当归 30 克,大黄 30 克,芒硝 21 克,甘草 15 克。研为粗末,每次 30 克,姜 5 片,枣 10 枚,水 300 毫升,煎至 150 毫升,去渣温服。主治阳狂奔走骂詈。

9. 鸡子 3 枚,芒硝 9 克,井水 200 毫升。搅匀,服下。主治壮热,狂言。

【食疗】

1. 百合 60 克。水煎服,每日 2 次,15 日为 1 个疗程。

2. 酸枣仁 30 克,砸碎,水煎服,每日 2 次,15 日为 1 个疗程。

外科病症

疖

疖是一种生于皮肤浅表单个毛囊及其所属皮脂腺发生的急性化脓性疾病,其致病菌多为金黄色葡萄球菌。其多发生于头面及项背部。任何季节均可发病,但以夏、秋两季居高。疖可发生于任何人群,个人不良卫生习惯是本病的主要诱发因素。疖初起时,在汗毛根部形成一个小硬结,有触痛,之后硬结逐渐扩大,局部红、肿、热、痛加剧;随着硬结逐渐变软,疼痛减轻,中央出现黄白色脓头,破溃后有少量脓液,红肿消退即痊愈;局部淋巴结可肿大。一般没有全身症状,如热毒较重者,可出现发热、畏寒、全身不适、头痛、乏力、便干、尿黄、食欲减退等全身症状。本病治法为清热解毒,轻者外治可愈,重者以药物内服和外治并用。本病严禁用手挤压,以防毒邪扩散。

【单方验方】

1. 取夏枯草 30 克,蒲公英 60 克,紫花地丁 40 克,金银花 30 克,丹皮、白芷各 15 克,黄连 12 克。煎水冲洗,每日 3 次。适用于未化脓者,治痈肿疮疖。

2. 大青叶 25 克。水煎内服,每日 1 剂,药渣用以外敷。治疗疖肿。

3. 金银花、蒲公英各 25 克,野菊花、紫花地丁各 15 克,甘草 7.5 克。水煎服,每日 1 剂。主治多发性疖肿。

4. 苦参 15 克。水煎去渣,每日洗患处 1～2 次,连用 7 天。用于小儿暑天头部生疖,肿痛,或流脓水。

5. 金银花 50 克,甘草 5 克,生绿豆 25 克。每日 1 剂,煎汤代茶饮。治疗疖肿。

6. 荆芥 120 克,大黄 30 克。研为粗末,每次 9 克,加水 70 毫升,煎至 40 毫升,空腹服。主治疮疖。

7. 生地黄 6 克,当归 15 克,金银花 12 克,桂枝 3 克,甘草 6 克。水煎,早、晚分服。主治疮疖初起。

8. 蚕茧(煅存性)1 个,研为细末,用酒送服。主治疮毒成脓而未溃破。

【其他疗法】

1. 益母草 500 克,煎汤沐浴。治皮肤疮疖。

2. 芙蓉叶研成细末,用蜂蜜调成糊状,外敷。治疗疮、疖肿。

3. 夏枯草 30 克,蒲公英 60 克,紫花地丁 40 克,金银花 30 克,丹皮、白芷各 15 克,黄连 12 克。煎水冲洗,每日 3 次。适用于没化脓的痈肿疮疖。

4. 大芋头,捣烂敷患处。主治头部软疖。

5. 黑豆,研为细末,用香油调,敷于患处。主治头上痈疖。

❧ 疔 ❧

疔是指发病迅速而且危险性较大的急性感染性疾病,多发生在颜面和手足等处。若处理不当,发于颜面者易引起走黄危证而危及生命,发于手足者则可损筋伤骨而影响功能。疔的范围很广,包括西医的疖、痈、坏疽的一部分,皮肤炭疽及急性淋巴管炎。因此名称繁多,证因各异,按照发病部位和性质不同,分为颜面部疔疮、手足部疔疮、红丝疔、烂疔、疫疔五种。

【单方验方】

1. 白薇、苍术各 40 克。加水 600 毫升,煎成 300 毫升,1 次顿服,药渣捣碎敷患处,每日 1 剂,连服 2 天。主治各种疔疮,疗效可靠,特别对于红丝疔,其效更佳。

2. 甘菊花、紫花地丁各 30 克。水煎服,每日 2 次。主治疔疮。

3. 蟾酥 1 枚,研为细末,加少量白面和黄丹,搓成麦粒形状的药丸。用针刺破患处,塞入 1 粒药丸。主治疔疮。

4. 金银花 50 克,野菊花、蒲公英、紫花地丁、紫背天葵各 25 克。水煎或黄酒为引,能清热解毒。主治各种疔毒,痈疮疖肿。如胃热口渴者加石膏;神昏者冲服牛黄安宫丸;发斑者合服犀角地黄汤或倍加犀角以水牛角代,大青叶;痉厥者加羚羊角、钩藤等。

5. 知母、皂角、金银花、甲珠、花粉、乳香各 500 克。共研为细末,每次 5 克,每日 3 次,白开水送下。能清热消毒,消肿散瘀。主治疔毒初期的轻症,疮痈肿痛溃疡期,无名肿毒。

6. 蒲公英、野菊花、大青叶各 30 克,紫花地丁、蚤休、花粉各 15 克,赤芍 9 克。水煎服。能清热解毒,凉血散瘀。主治疔、疖、痈、急性丹毒初起及一切体表感染初起。

7. 鲜败酱草(洗净)5 千克。加水 40 千克,煮到 3 小时后过滤,再煎煮浓缩成膏 1.5 千克,加等量蜂蜜贮存备用,每次 6 克,每日 2 次。能解毒清热,除湿消肿。主治毛囊炎、疔、疖等化脓性皮肤病。

8. 金银花、生甘草、当归、蒲公英各 30 克,黄芪 3 克,乳香 3 克。先将金银花等前 5 味药用水 5 碗煎成 1 碗,乳香研为细末调服。治疮疡。

9. 蝉蜕,研为细末,用蜂蜜和水调成 100 毫升服用;或用唾液调其末,涂疮上。主治疔疮。

【其他疗法】

1. 芙蓉叶,研成细末,蜂蜜调成糊状,外敷。治疗疮、疖肿。

2. 夏枯草 30 克,蒲公英 60 克,紫花地丁 40 克,金银花 30 克,丹皮、白芷各 15 克,黄连 12 克,煎水冲洗,每日 3 次。适用于痈肿疮疖未化脓者。

3. 苍耳子(炒成黄色)、蝉蜕。研为细末。取 9 克用蜂蜜和水混匀,服下;另取 3 克用唾液混匀敷疮上。主治疔疮。

4. 蓖麻子(去油)1 粒,乳香(去油)0.3 克。研为细末,与米饭和匀压成薄饼,贴疗上。主治疗毒愈而复发,疗根未除。

5. 明雄黄 9 克,研末,用布包药,蘸热烧酒,先擦前心,再蘸热酒,擦揉后心。主治羊毛疗。

6. 明雄黄 9 克,蟾酥 0.6 克,冰片 0.3 克,轻粉 1.5 克。蟾酥微焙,与其他 3 味共研为细末,水调涂,用纸覆盖。每日 3 次。主治蛇头疗。

痈 疽

痈是感染毒邪,气血壅塞不通而致的局部化脓性疾病。发病迅速,易脓,易溃,易敛。初起局部光软无头,很快结块,表皮焮红肿胀、疼痛,逐渐扩大高肿而硬,触之灼热。疽是毒邪阻滞而致的化脓性疾病。其特征是初起如粟,不发热胀痛,易向四周扩大。溃烂之后,状如蜂窝,发于肌肉之间,凡皮肤厚而坚韧的地方都可发生,但多发于项后及背部。西医认为是金黄色葡萄球菌所致,多见于身体比较虚弱者或糖尿病患者,常伴有高热畏寒、全身不适、头痛、恶心、便干等中毒症状。

【单方验方】

1. 银花藤、蒲公英各 30 克,没药(去油)、乳香(去油)、雄黄各 6 克。上药用酒 1 瓶,密封煮开数次,再加白蜜 120 克,生葱 7 根,再煮开数次后去掉葱。喝此药酒,尽量饮醉,汗出即愈。治痈疽。

2. 金银花 240 克,当归 60 克,先以水 10 碗,煮金银花,得 2 碗,再入当归同煮,1 次服完。治痈疽初起,不拘阴阳。

3. 胡椒 350 粒,全蝎 4 个,生木香 7.5 克。研为细末,用小米饭和成绿豆大小的药丸,每服 20 丸,橘皮煮汤送下。主治背部生痈疽。

4. 忍冬藤 150 克,甘草 30 克。水煎至一半,加好酒 200 毫升,再煮开数次,去渣。分 3 次服,24 小时内服完。重者连服 2 剂,至大小便通利为度。主治一切痈疽初起。

5. 黄芪 2 千克,甲珠 500 克,川芎 1.5 千克,当归 2 千克,皂刺 1.5 千克。共研为细末,每次 5 克,每日服 3 次,白开水送下。能补气托毒,排脓止痛。主治痈疽,脓已成而不穿破。

6. 大黄 20 克,牡丹皮 15 克,桃仁 50 个,冬瓜子 20 克,芒硝 10 克。水煎服。能泻火破瘀,散结消肿。主治痈肿疮毒。

7. 熟地黄 30 克,肉桂 3 克,麻黄 1.5 克,鹿角胶 9 克,白芥子 6 克,姜炭 1.5 克,生甘草 3 克。水煎服。能温阳通脉,散寒化痰。主治一切阴疽、附骨疽、脱疽、流注、痰核、鹤膝风等症。

8. 白芷 6～9 克,赤芍、花粉、连翘、川贝母、陈皮、蚤休、龙葵各 9～15 克,鲜生地、金银花、蒲公英各 15～30 克,水煎服。能清热解毒,散瘀消肿,活血止痛。主治蜂窝组织炎病症初起,深部脓肿等化脓性感染。

9. 石韦(炒),用冷酒调服。主治痈疽。

10. 黑白牵牛各 10 克,打碎,加好醋 200 毫升,煮至 100 毫升,第 2 日早晨温服。主治一切痈疽发背,无名肿毒,年少气壮者。

【其他疗法】

1. 夏枯草、金银花各 30 克,蒲公英 60 克,紫花地丁 40 克,丹皮、白芷各 15 克,黄连 12 克。煎水冲洗,每日 3 次。适用于痈肿疮疖未化脓者。

2. 蓖麻子仁 50 克,陈醋 1 大碗,盐 1 撮。放进锅中煮成膏。先将患处用猪蹄汤或米泔水洗净,涂上药膏,可生肌长肉。治痈疽发背,已溃烂。

3. 桉树叶(新鲜的老叶),研细末,用凡士林调成 10％软膏,贴敷患处,每日换药 1 次。治急性脓肿,初起红肿,或脓成未破,或已破溃。

4. 仙人掌 50 克,生石膏 100 克。仙人掌去刺捣烂,用石膏末调匀,外敷,每日换药 2 次。主治急性脓肿,初起红肿,或脓成未破,或已破溃。

5. 大蒜数头,蒜去皮,洗净,捣烂成泥加凉开水,蒜泥与水比例为 1∶4,每日冲洗 3～4 次,冲洗后,用 10％大蒜液涂敷。用于急性脓肿,破溃流脓者。

6. 天南星、草乌头、半夏(生用)、狼毒各等份。研为细末,用醋和蜂蜜调敷。主治发疽肿硬,厚如牛皮,按之痛。

7. 鲜芙蓉花叶,捣烂贴敷。干者研细末,茶水或食油调匀,敷于患处,每日换药 1 次。治急性脓肿,红肿疼痛,尚未化脓时。

8. 大蓟根,不拘多少,洗净切碎,研成膏。涂痈上,初发的能消散,已成的可加速破溃。主治痈疽发背。

9. 苦参、防风、露蜂房、甘草。煎水外洗。主治痈疽。

10. 草乌,研成细末,用井水调涂肿处(疮头不涂)。主治各种肿毒痈疽。

11. 天花粉 90 克,姜黄 30 克,白芷 30 克,赤芍药 60 克。研为细末,用热茶、热酒等和匀,涂于患处。主治热证痈肿。

丹 毒

丹毒,是由 A 族 B 型溶血性链球菌侵入皮肤或黏膜内的网状淋巴管所引起的皮肤突然发红,热如火烧,颜色像丹涂脂染为特点的疾病。其临床表现为病灶呈火红色,界限清楚,用手轻压红色消退,不压红色很快恢复;红肿向四周蔓延很快,中央红色消退,脱屑,略隆起,有时可发生水疱;局部淋巴结常肿大、疼痛;一般不化脓,也很少有组织坏死;起病急骤,常伴有头痛、高热、畏寒、全身不适等症状。好发于下肢或面部,易反复发作。

【单方验方】

1. 金银花 50 克,丹皮 15 克,生山栀 10 克。水煎服,每日 1 剂。用于丹毒。

2. 用鲜板蓝根 50 克或鲜马齿苋 100 克。水煎服,每日 1 剂。用于丹毒初起。

3. 金银花、黄芪(盐水浸炒)、当归(酒洗)、生甘草各等份。研成细末,每次 6 克,开水调服。主治一切丹毒。

4. 马齿苋(酱板草),捣汁,用酒冲下。药渣,加盐少许,敷于患处。主治丹毒。

5. 金银花 25 克,连翘、玄参各 15 克,当归、桃仁、甘草各 10 克,红花 5 克。水煎服。能清热解毒,活血通脉。

【其他疗法】

1. 鲜冬青叶 300 克,洗净捣烂,加入鸡蛋清调成糊状,敷于患处,厚约 0.8 厘米,用纱布包扎。干后更换,痊愈为止。适用于小腿丹毒急性期。对慢性丹毒无明显效果。

2. 鲜鸭跖草叶(宽叶)50 片,食醋 500 克。将叶片放入食醋内浸泡 1 小时,用叶片外敷患处,干后更换,每日换 4～6 次。至全身症状减轻,红肿灼热、疼痛消失后停用。范围较大者需多加鸭跖草叶浸泡。少数有并发症者需配合内服药。

3. 大黄、芒硝各 25 克。研为细末,用茶水或鸡蛋清调敷患处。或用大黄末和鲜侧柏叶(捣烂)敷患处。用于丹毒初起。

4. 芙蓉叶,晒干,研成细末,用菜油调敷患处。或加植物油配成质量分数 20% 油膏外用。用于丹毒初起。

5. 鲜紫苏、鲜凤仙花。洗净,连根叶捣烂,放木盆内。用开水冲入,将脚架盆上,先熏后洗。主治流火(丹毒发于下肢称为流火)。

6. 黄柏、黄芩、黄连、芙蓉叶、泽兰叶、大黄各 240 克。共研为细末,用凡士林调成质量分数 20％的软膏。用时外敷患处。可清热解毒,活血消肿。主治丹毒(火丹),蜂窝组织炎,疖、痈、乳腺炎初起等。

7. 鲜大青叶、鲜芙蓉花叶,捣烂外敷。治丹毒。

8. 鲜元宝草 30 克,鲜蒲公英 30 克,鲜蚯蚓数条,捣烂,外敷。治丹毒。

9. 用菊花 30 克,板蓝根 60 克,黄芩 12 克,黄连 9 克,黄柏 15 克,煎煮 30 分钟。用纱布浸透药液,4～6 层湿敷患处。治麦粒肿、丹毒。

10. 油菜,捣烂如泥,用醋和匀,敷于患处。主治丹毒肿痛。

单纯性甲状腺肿

单纯性甲状腺肿是指由多种原因引起的弥漫性或结节性甲状腺肿,无明显甲状腺激素分泌异常。可呈地方性分布(地方性甲状腺肿),也可呈散发性分布(散发性甲状腺肿)。病因有以下几种。

1. 缺碘:摄碘不足及需碘增加,长期摄碘过多也可阻碍碘的有机化而引起甲状腺肿。

2. 致甲状腺肿物质:如摄食过多抑制甲状腺激素合成的食物(卷心菜、萝卜、洋葱、大豆类食品)以及药物(如硫脲类、磺胺类、锂、钴、过氯酸盐、对氨柳酸、含碘药物等)。

3. 遗传性甲状腺激素合成障碍:中医学称该病为"瘿病"、"瘿气",多见于女性。中医辨证分为肝郁气滞、痰气郁结、气血郁结三种类型。

【单方验方】

1. 海藻 60 克,每日 1 剂,煎汤当茶喝。适用于地方性的甲状腺肿大。

2. 海带 100 克,每日 1 剂,煮食。

3. 黄药子 100 克,用白酒 500 克浸泡黄药子 5 日(须密封),每日饮酒 2 次,每次 50 克。恢复正常后,停止引用。如不能饮酒,可酌量加开水服。

4. 山慈菇、海藻各 9 克,海浮石 15 克,浙贝 6 克,天花粉 9 克。水煎服,每日 2 次。

5. 浙贝母、海藻、牡蛎各 120 克。共研为细末,每次 6 克,每日 2 次,饭前用白酒 1 杯送下。

6. 昆布 30 克,海藻 30 克,小麦(好醋煮干)30 克。研为细末,炼蜜为丸,如杏核大小。每次 1 丸,饭后含咽。主治一切瘿瘤。

【食疗】

1. 海带(洗去盐)30 克,黄药子 12 克。一同煎煮,每日早、晚分服。可软坚散结,化痰通络。主治甲状腺肿大属痰瘀阻络型。

2. 取丹参、海藻各 12 克洗净入锅,加适量清水煎煮 1 小时,去渣,并调入适量红糖搅匀,每日 1 剂。

3. 昆布、海藻各 30 克,黄豆 150～200 克。共煮汤后加红糖调味服食。每日 1 次,可常服。

4. 海蜇皮 100 克,鲜橘皮 50 克。海蜇皮、橘皮均切成细丝,加入食盐、食醋、味精、香油各适量拌匀即可。每日 1 次佐餐用,可长期服用。

【其他疗法】

金凤花草,煎水反复洗患处。夏天用鲜品,秋冬可用干品。主治瘿瘤。金凤花有两种,一种为凤仙花科的凤仙花,另一种为萝藦科植物马利筋,这里用的是凤仙花。凤仙花甘微苦而温,能祛风,活血,消肿,止痛,可治风湿偏废、腰胁疼痛、妇女经闭腹痛、产后瘀血未尽、跌打损伤、痈疽、疔疮、鹅掌风、灰指甲。凤仙花活血散结透皮作用极强,故外洗治瘿瘤有效。

急性乳腺炎

急性乳腺炎是乳腺组织的化脓性炎症,为产褥期的一种常见病。常见于初产妇,发病多在产后 3～4 周,常因乳头破裂或乳汁淤积而导致细菌乘虚侵入乳腺组织而引起。其临床表现为发热,乳房疼痛;肿块浅的,表面皮肤发红、肿胀、发热;肿块深的,表面皮肤不红不肿,但疼痛和压痛明显。中医学称本病为"乳痈"。

【单方验方】

1. 蒲公英 60～120 克。水煎服。每日 1 剂,分 2 次服。药渣热敷患处,每日 2 次。治乳腺炎初起,全身发冷发热,局部红肿热痛,内有硬核,但尚未化脓者。

2. 全瓜蒌 1 个,捣烂,水煎去渣(或加黄酒 1 杯),1 次服下,每日 1 次,服后盖被微微出汗。也可用全瓜蒌焙焦研末,每日 2 次,每次 15 克,黄酒送下。

3. 露蜂房 2 个,晒干后研细末,每次 5 克,黄酒送下,每日 3～4 次。治乳腺炎初起。

4. 紫花地丁 30 克,研为细末,分 3 次用黄酒送服,1 日服完,连服数日。治乳腺炎初起。

5. 全瓜蒌 1 个,银花藤、蒲公英各 30 克,生甘草 10 克。水煎服,每日 1 剂。治乳腺炎初起。

6. 陈皮 30 克,甘草 10 克,山栀子 10 克。水煎服。治乳腺炎初起。

7. 熟牛蒡、生山栀、金银花、黄芩、连翘各 9 克,柴胡 6 克全瓜蒌(打碎)、蒲公英各 12 克,橘皮、橘叶各 4.5 克。水煎服,每日 1 剂。

【食疗】

1. 生三七粉 6 克,精猪肉(瘦猪肉)60 克。将瘦肉切成薄片,生三七粉撒布于猪肉片上,放于盘中,蒸熟后 1 次服完,每日 1 次。可活血祛瘀,生肌消肿止痛。主治乳腺炎。凡未破溃者服之,均有显效。一般服用 2～4 次即可痊愈。

2. 菱角 60 克,薏苡仁 30 克。加水煮半小时,每日 1 剂,分 3 次服。

3. 红壳鸡蛋 1 个,装入斑蝥 3 只。外用纸封口,蒸熟后去斑蝥吃鸡蛋,每日 1 个。

【其他疗法】

1. 鲜芙蓉叶 150 克。捣烂,加醋或盐少许,敷于患处。治乳腺炎初起。

2. 蒲公英 60～120 克(鲜的加倍),煎汤,用毛巾浸湿,热敷患处,每次 1 小时左右,每日 3～4 次。

淋巴结核

淋巴结核中医称为"瘰疬",多见于儿童和青年人。结核杆菌大多经扁桃体、龋齿侵入,少数继发于肺或支气管的结核病变。但只有在人体抗病能力低下时,才能引起发病。病期常为 1～3 个月或更长。见多颗淋巴结肿大、散在性、可推动。随疾病发展可融合成团块、固定、不能推动,最后干酪样坏死,形成寒性脓肿,破溃后形成慢性窦道。

【单方验方】

1. 夏枯草、金银花、蒲公英各 15 克。水酒各半煎服。

2. 玄参、牡蛎(煅后醋淬)、川贝母各 100 克。共研为细末,炼蜜为丸(每丸重 5 克),每次 10～15 克,每日 2 次,温开水送服,或用夏枯草 25 克煎汤送服。

3. 泽漆(又名灯台草),水煎去渣,慢火煎成膏,早、晚各服 1 小勺,并可外敷患处,每日 1 次。

4. 夏枯草 400 克,何首乌 1 000 克。加水浓煎,去渣,熬成膏,每日早、晚各服 1 小勺,开水冲服,并可外涂患处。也可用夏枯草 50 克,何首乌 15 克。水煎服,每日 1 剂。治已经破溃或已化脓而未破者。

5. 斑蝥、何首乌、糯米等份。同炒至黄色,去斑蝥,首乌、糯米研为细末。用酒调服。主治瘰疬鼠瘘。

【食疗】

红杆芋头,切片晒干,研成细末,用酒冲服。

【其他疗法】

1. 白胶香、海螺蛸、降真香各等份,研末,温水调匀,摊贴在薄纸上,贴于患处。治瘰疬初起。

2. 鲜独角莲,捣烂,外敷患处,每日1次。

3. 玉簪花根,捣烂成泥,贴敷患处,每日1次。

4. 黄柏适量,研为细末,用面和匀,涂在患处,可以敛疮生肌。

5. 五倍子、香白芷。研成细末,用蜂蜜和匀,外敷于患处。

6. 毛毛草(狗尾巴草)数斤,洗净,加水煮沸约1小时后,用2～3层纱布过滤,取滤液再熬成膏(呈黑褐色)。将膏涂纱布上贴患处。隔日换1次。用于颈淋巴结结核已溃破者。

7. 壁虎研粉,麻油调匀,敷于患处,每日1次。

8. 生萝卜皮,削下放好,贴在患处,数次可愈。主治颈项生结核。

9. 先用米泔水洗疮口,将葵叶用微火烘热贴于患处,200～300个叶子,可生新肉。主治瘰疬破溃不收口。

10. 染指草(又名金凤花)1棵。夏天用鲜品,春秋用干品,煎水反复洗。主治结核。

❧ 阑 尾 炎 ❧

阑尾炎是指阑尾的化脓性疾病,但有急慢性之分。若有下腹固定压痛对急性阑尾炎具有重要诊断意义,是最常见的急腹症;若是慢性阑尾炎则多有急性阑尾炎史,仅有右下腹不适感或隐痛,可因活动、饮食不节而诱发。本病属于中医学"肠痈"范畴。

【单方验方】

1. 紫花地丁鲜品25～30克(干品15～24克),和水煎成半碗,饭前服,每日2次。治实热肠痈下血。

2. 败酱草15克,附子6克,薏苡仁30克。研为细末,取10克,用水1 000毫升,煎至500毫升,1次服完。

3. 红藤 50 克,败酱草 25 克,黄芩 15 克。每日 1 剂,水煎服。治阑尾炎初起,症状不重者。

4. 大黄 20 克,丹皮 15 克,桃仁、冬瓜子各 25 克,玄明粉 15 克(分 2 次冲服)。水煎,每日 1 剂,分 2 次服。能泻火破瘀,散结消肿。治阑尾炎初起,右下腹痛,便秘者。

5. 生薏苡仁 50 克,败酱草 40 克,制附子 10 克,广木香、枳壳各 15 克。水煎服,每日 1 剂。治右下腹痛较重,而发热较轻,大便不成形或腹泻。

6. 金银花 50 克,连翘 25 克,牡丹皮、黄芩、山栀、大黄、广木香、枳壳各 15 克。水煎,每日 2 剂,分 4 次服。治右下腹痛较重,压痛及反跳痛明显,发热较高。

7. 鳖甲,烧炭存性,口服。主治肠痈。

8. 地榆 500 克,甘草 60 克,银花 30 克。地榆加水 2 000 毫升,煎至 600 毫升,加入甘草、银花煎至 200 毫升。空腹服 1 剂。主治肠痈。忌荤腥、房事。

肠 梗 阻

肠梗阻是肠腔的物理性或功能性阻塞、发病部位主要为小肠。小肠肠腔发生机械阻塞或小肠正常生理位置发生不可逆变化(肠套叠、嵌闭和扭转等)。小肠梗阻不仅使肠腔机械性不通,而且伴随局部血液循环严重阻碍,出现剧烈腹痛、呕吐或休克等变化,本病发生急剧,病程发展迅速,如治疗不及时死亡率高。根据本病腹痛、腹胀、呕吐、便闭的特点属于中医的"关格"、"肠结"、"腹胀"等范畴。

【单方验方】

1. 取五叶莲生药全株 120 克,捣碎绞汁,稍加热缓缓服下。冬季可用干品,每次 75 克水煎服。当呕吐剧烈之时,药液常被吐出,应补充足够药量。服药采用少量多次的办法。一般给药即不再呕吐,服后 1～2 天痊愈。

2. 豆油250克,2小时内分2次服完,儿童酌减。如无豆油,也可用香油。用于肠梗阻,阵发性腹痛,呕吐,数日不大便,腹胀较轻者。

3. 厚朴、莱菔子各50克,代赭石、竹茹、枳壳各15克,大黄25克,玄明粉50克(分2次冲服)。水煎,分2次服,1日服完,大便通畅后停服。小儿、老人、体虚者均应减量。用于肠梗阻,患者身体较壮实者。

疝　气

疝气又名小肠气,是腹内脏器由正常位置经腹壁上孔道或薄弱点突出而形成的包块。一般是咳嗽、便秘、生气、重体力劳动、排尿困难等因素引起腹腔压力突然增高冲破疝环腹膜所致。小儿常因啼哭引起。疝气可分为两大类,即水疝和小肠疝。

【单方验方】

1. 荔枝核(烧存性)12克,小茴香、川楝子各4.5克。共研为细末,用酒和匀,加点盐,热服,再喝葱汤助汗出,效果更好。

2. 橘核4.5克,桃仁15个,栀子3克,炒川芎、吴茱萸各1.5克,川乌1.5克。研为细末,空腹用姜汤送下,每次9~15克,水煎服亦可。

3. 葫芦子5枚,大茴香5枚,小茴香1.5克。炒微黄,研成细末,老酒送下。

4. 葫芦巴(焙)9克,用黄酒送服,尽量盖被出汗。

5. 川楝子、小茴香各500克,荔枝核、橘核各1 000克。共研为细面,炼蜜为丸,每丸重15克。日服3次,每次1丸,白开水送服。能温经散结。主治疝气,肾囊寒凉。

6. 凤仙花、荸荠各等份。在烧酒中浸泡,每天喝100~150毫升。

7. 牛蒡子根叶,捣烂绞汁,和好酒服之,盖被出汗。

8. 大茴香15克,萝卜子15克。共炒为末,加朱砂5.4克,分9次服,每天早晨1次,用盐汤送下。主治疝气偏坠。

9. 炒山栀子48枚,炮附子1枚。每次服6克,用酒45毫升,煎至30毫升,加点盐,温服。主治小肠气。

10. 延胡索、胡椒、小茴香。等份研末,每次 6 克,用酒调下。主治寒疝,症见心腹痛不可忍。

【其他疗法】

1. 生姜 120 克,葱 10 根,大蒜 1 枚。一同捣烂涂于患处,将麸皮炒极热装纱布内盖在药上面。主治疝气初发。

2. 地龙,焙为末,用唾沫调药擦于患处。

3. 枇杷叶、野紫苏叶、辣椒叶、苍耳子叶、水晶蒲桃叶。5 味共煮。主治疝气疼痛。

⚬⚭⚬ 前列腺增生 ⚬⚭⚬

前列腺增生是老年男性常见疾病之一,发病年龄大都在 50 岁以后,随着年龄增长发病率也不断升高,已成为泌尿外科的常见病。前列腺位于膀胱颈部,包绕尿道生长,正常人为 2.0 厘米×1.5 厘米×2.0 厘米大小。一般来讲,从 40 岁起,前列腺开始出现增生,初期的前列腺增生症无临床症状,无需治疗。55 岁以后有一部分病人出现临床症状。前列腺增生最早出现的症状是尿频,并以夜间尿频为主要表现,病情发展后出现排尿困难、排尿等待时间延长、尿线变细、射程变短,伴有感染时可出现尿急、尿痛、血尿以及发热等。属于中医"淋证"、"癃闭"范畴。

【单方验方】

1. 猪苓 9 克,茯苓 9 克,生黄芪 15 克,槐花 9 克,大枣 2 枚,甘草 6 克,车前子 6 克。加水 1 200 毫升,煎至 400~500 毫升,每日 1 剂,分早、晚 2 次服。治疗前列腺肥大,压迫尿道致排尿困难,引起尿潴留,服本方有良效。

2. 南瓜子 100 克,连皮嚼服,连用 3 个月。

3. 甘草、木通各 9 克,栀子 6 克,冬葵子、滑石各 3 克。研为细末,每次 1.5 克,灯心草煮水送服。主治小便不通,脐腹急痛。

4. 橘皮 90 克,冬葵子 30 克,葱白 3 茎。加水 300 毫升,煮至 150 毫升,分 3 次服。主治小便不通,小腹胀痛。

【食疗】

西瓜、西红柿各适量。放进榨汁机内,取汁喝。如没有榨汁机可用纱布包裹取汁,当作饮料,随意饮用。

【其他疗法】

1. 川大黄、朴硝各 120 克,鹿角 3 克。研为细末,每次取 60 克和大蒜捣成膏,贴在患处。

2. 肥大老生姜适量,清水洗净,横切成 2 毫米的薄片,每次 6~10 片贴于患处的阴囊,盖上纱布,每日 1~2 次,直至痊愈。

3. 胡椒 7~10 粒,研磨成粉,用时加适量面粉调成糊状,平摊于纱布或软纸上,贴在患侧阴囊,每日 1 次或隔日 1 次,5 次为 1 个疗程。

痔　疮

痔疮是直肠上、下静脉及肛门静脉曲张和充血所形成的,痔疮的发生与久坐、久站、长期便秘、怀孕、吃辛辣刺激性食物等因素有关。依据发病部位可将痔疮分为 3 类:内痔、外痔和混合痔。痔疮是成人的多发病。其临床表现为肛门缘有圆形或椭圆形黯紫色隆起,大便时出血,血色鲜红;肛门周围瘙痒;内痔块可脱出肛门,但疼痛较剧烈。

【单方验方】

1. 川椒目,研细末,每次 9 克,空腹,温开水送服。

2. 猪悬蹄甲不论多少,研为细末。每次 6 克,空腹,用米汤送服。

3. 生甘草 30 克,熟大黄 30 克。用酒煎服。

4. 槐花、侧柏叶、地榆各 15 克。每日 1 剂,水煎服。或将 3 味药炒成炭后研末,开水送服。用于痔疮出血。出血较多可加当归、仙鹤草各 25 克,生地 50 克,每日 1 剂,水煎服。

5. 旱莲草 50 克,蒲黄、生地黄各 15 克。每日 1 剂,水煎服。用于痔疮出血。

6. 黄连、槐花、薄荷、鱼腥草各 30 克。研为细末,每服 15～30 克,饭前用白酒送服。主治痔疮痛不可忍。

7. 莲须、黑牵牛各 45 克,当归 15 克。研为细末。每次 6 克,空腹用酒送服,5 日见效。主治痔疮,忌吃热东西。

8. 贯众 90 克,草薢 60 克,白芷 30 克。研为细末,每服 6 克,用胡桃酒或大米汤送服。主治痔漏。

9. 艾叶 6 克,侧柏叶 3 克,生地黄 2.4 克,蒲黄 0.9 克,莲蓬壳 3 个,地榆 3 克,藕节 3 克,桑皮 2.4 克。水 2 杯,煎 20 分钟,空腹服。如果鼻头红,加升麻 3 克。治疗便血。

10. 五倍子,研为细末,乌梅捣成膏,做成丸,梧桐子大小,每次 50 丸,酒或水送服均可。主治便血。

【食疗】

1. 将荸荠 500 克洗净,加红糖 150 克及水适量,煮沸 1 小时,取荸荠汤,1 次或分次服,以上为 1 日量,连续服 3 天。

2. 花椒子 9 克,豆腐浆 1 碗。每日空腹服,1 个月见效。主治痔疮及痔漏。

3. 豆腐浆,煮成老黄色,等放凉,空腹服 9 克,日服 3 次,血紫黑的用白糖调服,血红的红糖调服。主治大便下血。

4. 蜜炙萝卜,随意服用。主治便血。

5. 臭椿根白皮 120 克,黄豆芽 120 克,红糖 120 克。水煎服。治便血。

【其他疗法】

1. 木鳖子 30 克,研为末,先洗净患处,涂抹上药,每日 2～3 次。

2. 大木耳 10 克,加水煮。先熏后洗,每日 3 次。

3. 山楂,水煎,先熏后洗。或用山楂肉研末,贴在患处。

4. 西瓜皮,煮熟闻香气,先熏后洗。主治痔疮突出,坐立不便。

5. 马齿苋、荸荠。用马齿苋煎水外洗,内服生、熟荸荠。主治痔漏。

6. 蒲黄 30 克,血竭 15 克。研成细末,每用少量涂在患处。主治下部痔漏。

7. 白鹅胆 3 枚,熊胆 0.6 克,冰片脑 0.15 克。研为细末,密封,不能漏气,使用时将药涂于患处。适用于痔核脱出,肿痛难忍者。药后能迅速消肿止痛。

8. 鲜无花果 10 个,水煎洗患处。用于外痔。

9. 蛇蜕 1 尺,冰片 10 克,香油 50 克。蛇蜕焙焦存性研末,与冰片共研细粉,用香油调匀。用棉棒蘸药涂在痔核上,每日 4～8 次。用于外痔发炎或内痔嵌顿肿疼。

10. 海螵蛸,研为细末,用生麻油调成膏状,外敷,早、晚各 1 次。主治外痔脱出疼痛。

脱 肛

脱肛是直肠黏膜、肛管、直肠全层和部分乙状结肠向下移位并脱出肛门外的一种疾病。其特点为直肠黏膜及直肠反复脱出肛门外伴肛门松弛,脱肛相当于西医的直肠脱垂。

【单方验方】

1. 芭蕉嫩根,捣出汁,加少量水和酒,口服。药渣和醋炒热,隔布坐上。

2. 川椒,每日服几十粒。主治脱肛痔。

3. 石榴皮 1 个,微炒,加红糖 15 克,水煎,每日 1 剂,早晨空腹顿服,3 岁以上小孩每次服 1 个,1～2 岁小孩每次服 1/3 个,每日 1 次。用于小儿脱肛较轻者。

4. 生黄芪 25 克,五倍子 15 克,升麻 15 克。水煎服,每日 1 剂。用于脱肛较重者。

5. 党参 50 克,升麻 15 克,甘草 15 克。水煎服,每日 1 剂。老年及体质虚弱者,以及脱肛较重者,宜内服外用同时使用。

6. 用黄芪 100 克,防风 5 克。水煎服。用于脱肛较重者。

【其他疗法】

1. 蓖麻子 49 粒,捣烂,涂于患处,24 小时后洗去。

2. 五倍子 9 克,研为细末,加白矾 10 克,水 200 毫升,水煎熏洗。

3. 石榴皮 25 克,明矾 15 克。水煎后熏洗脱肛处,每日 1 次。用于小儿脱肛较轻者。

4. 蝉衣、蜗牛、甲鱼头,任选 1 种焙干,研为细末,用油调敷患处,每日 1 次。用于小儿脱肛较轻者。

5. 马齿苋 30 克,石榴皮 15 克,五倍子 15 克,明矾 9 克。水煎熏洗,先熏后洗。每日 2～3 次,每次 20 分钟。主治内痔便血、脱肛、外痔水肿等。

肺　癌

　　肺癌是肺部最常见的原发性恶性肿瘤。近年来,世界各国肺癌的发病率和死亡率都在急剧上升。肺癌发病率随着年龄的增长而增加,多发于 40 岁以上成人,50～60 岁上升特别显著,男性高于女性,但近年来男、女两性发病比例有缩小趋势。本病预后不佳,约 80% 的患者在诊断后一年内死亡,中位生存期一般在 6 个月左右。吸烟是肺癌的主要原因之一,80% 的肺癌由吸烟引起。肺癌在传统医学中称谓不一,属于"息贲"、"肺积"、"肺痿"、"虚损"等范畴。

【单方验方】

1. 杏仁、白茯苓各 3 克,橘红 2.1 克,五味子、桔梗、炙甘草各 1.5 克。有宣肺降气,化痰止咳功效。水煎,分 2 次温服。主治肺癌咳嗽,咯痰色白质黏。

2. 薏苡仁 20 克,金荞麦 30 克,桃仁 12 克,臭壳虫 6 克,通关藤 15 克。水煎 3 次,每次煎 20 分钟,合并药液,分 3 次服。每日 1 剂,半月为 1 个疗程。

3. 沙参、鱼腥草、半枝莲、白花蛇舌草各 20 克,麦冬、桑叶、川贝各 9 克,生地黄 15 克,三七、甘草各 3 克。水煎服,每日 1 剂。主治气阴两虚型肺癌。

4. 板蓝根、金银花、地丁各 20 克,露蜂房、山豆根各 9 克,龙葵、十大功劳叶各 15 克。水煎服。

5. 人参、蟾酥、麦冬、绞股蓝、鱼腥草、田七等份。上药研末制成片剂,每次服 6 片,每日 3 次。主治非小细胞肺癌。

6. 三七 3 克,花蕊石 5 克,血余炭 2 克。共研细末,分 2 次,开水送服。用于肺癌咳血者。

7. 槟榔、郁李仁各 30 克,赤茯苓、赤芍药、吴茱萸、青橘皮、荆三棱、诃黎勒皮各 23 克。研为粗末,每服 9 克,用水 200 毫升,加生姜 3 克,煎取 120 毫升,去滓温服,不拘时候。主治肺癌,胸膈满闷,右胁下坚急,上气咳嗽。

8. 生黄芪、忍冬藤各 30 克,败酱草、瓜蒌各 20 克,黄芩、杏仁、葶苈子各 15 克,陈皮 10 克,大枣 5 枚。水煎服。

9. 牛蒡子 20 克,广豆根 15 克,牡荆子或牡荆叶、天冬、半枝莲各 30 克。主治肺部鳞癌。

10. 露蜂房、蝉蜕、僵蚕各等份。共研细末,炼蜜为丸,每日 2 次,每次服 3 丸。

【食疗】

1. 仙鹤草 3 克,红参须 9 克,云南白药 2 克,煮稀粥吃。每日 1 次。用于肺癌或胃癌咯血时。

2. 百合 20 克,大米 30 克。百合和大米加水共煮粥食用。主治肺癌干咳,痰血,心中烦热。

3. 狼毒 1～3 克,鸡蛋 2 只,红枣 10 枚。狼毒水煮后捞出,再于狼毒汤内打入鸡蛋加红枣煮熟,吃蛋喝汤食枣。每日 2 次分服。主治肺癌胸水。

4. 半枝莲 3 克,蜂乳 30 毫升,粳米 9 克。先将半枝莲水煎取汁,下粳米熬粥,调入蜂乳即可,每日 2 次。用于各种晚期癌症,体质虚弱者。

5. 甜杏仁 15 克,苦杏仁 3 克,粳米 50 克,冰糖适量。将甜杏仁和苦杏仁用清水泡软去皮,捣烂加粳米、清水及冰糖煮成稠粥,隔日 1 次。

6. 白果 25 克,红枣 20 枚,糯米 50 克。共同煮粥,早、晚空腹温服。

7. 冬虫夏草 5 克,白梨 50 克。水煎服。

8. 五味子 50 克,鸭肉或猪瘦肉适量。五味子与肉一起蒸食或炖食,并酌情加入调料。肉、药、汤俱服。可以补肺益肾,止咳平喘。适宜于肾虚型肺癌患者。

9. 白芷、燕窝各 9 克,冰糖适量。将白芷、燕窝隔水炖至极烂,过滤去渣。加冰糖适量调味后再炖片刻即成,每日 1~2 次。

10. 无花果数十枚。吃鲜果,每次 6 枚,每日 2~3 次,连服 3~4 周;或用无花果 30 克,加粳米、冰糖煮粥吃。

【其他疗法】

大蒜呼吸疗法:① 在口中咬碎大蒜后作深呼吸,吸气开口、出气闭口;② 先将大蒜切成碎末后倒进口中,让蒜渣在口中摊开,尽量将其辣味吸入,吸气开口、出气闭口。蒜渣和辣水不必吞下,次数可考虑在感觉良好的情况下每天多做几次,每次的持续时间建议不超过半小时。

胃　癌

胃癌是消化系统最常见恶性肿瘤之一,其发病率居消化道恶性肿瘤之首,占全部恶性肿瘤死亡的 20% 左右。男性发病高于女性,男女患者之比为(2~4):1,高发年龄为 40~60 岁。发病原因尚不清楚,多数学者认为与下列因素有关:长期吃盐腌制食物、油炸熏制食物、滑石粉和霉菌污染食物,食物中缺乏维生素和微量元素,遗传因素,癌前病变如慢性萎缩性胃炎,大于 2 cm 的胃腺瘤和胃溃疡术后的残胃,幽门螺旋杆菌感染等。胃癌的治疗应以手术为首选,但因胃癌早期仅有一般消化不良症状,容易被忽视延误诊治,故在就诊患者中,绝大多数仍属进展期胃癌,预后不佳。属于中医学"胃脘痛"、"心下痞"、"反胃"、"膈证"等范畴。

【单方验方】

1. 诃子、薏苡仁各 12 克,菱角 20 个,白术 30 克,蒲公英、急性子各

24 克。研末,分 2 次温服,连服 30 剂。

2. 酒芍 18 克,桂枝、生姜各 9 克,炙甘草 6 克,大枣 4 枚,饴糖 30 克。分 2 次服用。

3. 仙鹤草 60 克,大枣 30 克,水煎浓液,每 24 小时分 6 次服完,40 天为 1 个疗程。对胃癌及其他癌症,疗效甚佳。

4. 白花蛇舌草、半枝莲、半边莲、当归各 12 克,赤芍、七叶一枝花、广木香各 9 克。水煎服,分 1～2 次服。

5. 延胡索 20 克。研末,白酒调服。主治胃癌胃脘疼痛,药入即吐或大便不通。

6. 威灵仙 60 克,水浸 24 小时,捣烂取汁,入食盐 4.5 克,狗宝末 1克,调和顿服,连用 3 日。适用于胃癌梗阻者。

7. 柴胡、香附、木香、半夏、焦三仙、莱菔子、八月札各 10 克。水煎服。用于晚期胃癌有转移症状、呃逆、反胃等。

8. 半枝莲、楤木各 50 克,瓦楞子 25 克。水煎服。

9. 党参、生黄芪各 15 克,茯苓、生白芍各 12 克,炒白术、炒当归、炒莪术各 10 克,醋青皮 9 克,绿萼梅 6 克。水煎服。

10. 山豆根。磨成粉末,盛密封之瓶内,使其保持干燥。用水冲服。

【食疗】

1. 生大蒜头 10 瓣(捣泥),马齿苋 120 克(鲜品尤佳)。将马齿苋入沸水中余一下,与蒜泥拌匀,加调味品,佐餐常食。适用于胃癌或放疗、化疗后出现大肠湿热所致的腹泻夹有黏液便者。

2. 黑木耳 100 克,瘦猪肉 100 克,红枣 5 个,生姜 2 片。同煮得汤,每晨空腹饮,渣可酌量食。

3. 生薏苡仁、菱角粉各 50 克,粳米 150 克,白糖适量。煮粥服食。用于预防胃溃疡癌变,消化道肿瘤手术后。

4. 土茯苓、蚤休各 21 克,粳米 90 克,白糖适量。先水煎土茯苓,蚤休,去渣取汁,入粳米熬粥,调入白糖服用。

5. 芦根 60 克(鲜品尤佳,剂量加倍),薏苡仁、大米各 50 克,竹茹 10克。将芦根、竹茹水煎滤渣取药汁。将薏苡仁、大米煮熟兑入药汁。用于胃癌患者及放疗、化疗后出现胃热呕吐、呃逆者。

6. 活泥鳅 500 克,鸡肉 250 克。一起炖煮,加入米酒适量,分数次食用。

7. 猴头菇 50 克,鹌鹑 1 只,煮熟,经常食用。用于胃癌。

【其他疗法】

樟脑、阿魏、丁香、山奈、蚤休、雄黄等量研为末,密封备用。根据疼痛范围大小剪胶布膏,敷贴于患处,随即用 60℃ 左右的热毛巾在药膏上敷 30 分钟,每天热敷 3 次,5～7 天换药 1 次。适用于胃癌疼痛较甚者。

食 管 癌

食管是消化道的开始部分,是从咽部到胃之间食物通过的管道,全长大约 25 厘米。食管癌在我国是发病率较高的一种恶性肿瘤。癌细胞在黏膜下可向食管全周及上、下扩散,同时也向肌层浸润,并侵入邻近组织。癌转移主要经淋巴途径,晚期可经血行转移至肝、肺、骨骼等。男多于女,发病年龄以 50～69 岁为多见。40 岁以下者占 10%,所以对年轻患者亦不应忽视。食管癌典型的症状为进行性咽下困难,先是难咽干的食物,继而是半流质食物,最后水和唾液也不能咽下。属于中医学"噎膈"、"噎食证"范畴。

【单方验方】

1. 半枝莲 60 克,黄药子、蒲公英各 30 克,半夏、黄连各 6 克,金瓜 1 枚。水煎服。

2. 石竹根 100 克,番杏、荸荠各 60 克,水煎服。

3. 急性子 300 克,白酒 500 毫升。浸泡 7 日,滤渣酒备用。日服 3 次,每次 5～10 毫升。

4. 木芙蓉花 120 克。研为细末,每次 3 克,日服 2 次。

5. 山慈菇 120 克。洗净后清水浓煎,加入蜂蜜制膏,每次 9～15 克,日服 2 次。

6. 白毛藤、蛇舌草、威灵仙、白茅根各 30 克。水煎,分 3 次服。

7. 乌梅肉 9 克,草果、干姜(炮)各 6 克,赤茯苓 3 克。用煎温服。主治食管癌,寒湿内阻,胃失和降,反胃呕逆。

8. 白豆蔻仁、缩砂仁各 60 克,陈米 1 千克(淘洗,略蒸后再炒),丁香 15 克。研为细末,枣肉为丸,如小豆大。每次 50～100 丸,米饮送服。主治食管癌,脾胃虚寒,噎膈反胃,呕吐,全不进食。

9. 木香、沉香、槟榔、枳实、台乌药各等份。白酒磨服。主治食道癌、贲门癌,呃呃连声。

10. 橘皮 12 克,竹茹 12 克,生姜 9 克,甘草 6 克,人参 3 克,大枣 5 枚。水煎,分 3 次服。功效气阴双补,降逆止呃。主治肿瘤患者,呃逆不止,证属胃虚有热。

【食疗】

1. 鸡蛋 1 个,菊花 5 克,藕汁适量,陈醋少许。调匀隔水蒸炖熟。每日 1 次,用于咳嗽加重者、呕吐明显者。

2. 猫眼草数棵或干品 15 克,白壳鸭蛋 3 个。同煮弃汤吃蛋,每日 1～2 个。

3. 鲜韭菜或韭菜根适量,牛奶半杯。将韭菜或根洗净捣汁,每次以此汁 1 匙,冲入牛奶,温热时缓缓服之,每日可服数次。

4. 毛茛全草 15～30 克。水煎,再加酒 30 毫升煮沸 3 分钟,分数次服,1 日服完。适用于食管癌并梗阻者。

5. 核桃青枝梢 120 克,龙葵 30 克,生鸡蛋 4 个。将核桃青枝梢与龙葵加水先煎 20 分钟后,放入鸡蛋煮熟去皮,用竹签扎遍小孔,再煮 2 小时。早、晚各 2 个,空腹服食。适用于食管癌早期患者。

直 肠 癌

直肠癌是指从齿状线至直肠乙状结肠交界处之间的癌,是消化道最常见的恶性肿瘤之一。直肠癌位置低,容易被直肠指诊及乙状结肠镜诊断。但因其位置深入盆腔,解剖关系复杂,手术不易彻底,术后复发率高。中下段直肠癌与肛管括约肌接近,手术时很难保留肛门及其功能是手术的一个难题,也是手术方法上争论最多的一种疾病。我国直肠癌发病年龄中位数在 45 岁左右。青年人发病率有升高的趋势。属于中医学"脏毒"、"下焦湿热"、"肠风"、"锁肛痔"、"肠覃"等症的范畴。

【单方验方】

1. 炒槐花、柏叶(焙)、荆芥穗、枳壳(麸炒)各 15 克。研为细末。每次 6 克,空腹时用清米饮调下。主治肠癌便血,血色鲜红或紫暗。

2. 红枣 8 个,铁树叶 1 个,半枝莲 10 克,白花蛇舌草 20 克,将煎好的药汤当茶饮服。

3. 棕榈 100 克。文火炒至微黄,研末。每日服 3 次,每次 5～10 克,饭前米汤送服。主治直肠癌便血。

4. 黄芪、枸杞、山楂、白术、茯苓、补骨脂、白花蛇舌草及半枝莲各等份,熬水当茶喝,每天早、晚各 1 次。

5. 当归、川芎、茯苓、地榆、槐花(焙)、棕榈、艾叶碳、百草霜各 15 克。研成细末。每服 6 克,空腹时用陈米饮调下。主治肠癌下血不止。

6. 半枝莲 10 克,白花蛇舌草 20 克。水煎,日夜当茶饮。

7. 五灵脂、香附子、木香各 100 克,黑牵牛 200 克。研末,白醋调制成丸,姜汁送服,每日 3～4 次,忌人参。

8. 喜树根适量。研粉,每次服 3 克,日服 3 次;如白细胞下降,改为每次 1.5 克,每日 3 次,维持量为每日 0.1～0.5 克。

9. 菝葜 50 克,生半夏、生南星、苦参各 10 克,黄芪、炒山楂曲各 20 克,半枝莲 30 克,白花蛇舌草 15 克。水煎服。

10. 龙葵、蛇莓、蜀羊泉各 30 克。水煎服。

【食疗】

1. 生大蒜汁半匙,炒陈皮末半匙,加冰糖一匙,拌入糯米粥内,1 次吃完。对防治各种癌症有益。

2. 新鲜马齿苋 120 克(或干品 60 克),绿豆 60 克。水煎。每日 1～2 次,连服 2～3 周。

3. 生黄芪 300 克,党参 30 克,甘草 15 克,粳米 100 克,大枣 10 枚。

将生黄芪、党参、甘草浓煎取汁。粳米、大枣同煮,待粥成后兑入药汁调匀,早、晚2次服用。连服10～15天。

4. 萝卜100克,薏苡仁60克,粳米50克。同煮成稠粥。早、晚分食。主治气机郁滞型大肠癌。

【其他疗法】

1. 石竹根。晒干,研末,将药末撒于肿瘤创面,隔日1次。适用于直肠及肛管癌,1个月为1个疗程。

2. 鱼腥草适量。煎汤熏洗患处。用于直肠及肛管癌。

3. 鲜芦荟10克。以白酒磨化,和冰片2克,调擦患处。

∽ 肝　癌 ∽

肝癌是肝脏的恶性肿瘤,有原发性和继发性两种,前者起源于肝细胞或胆管细胞,后者多为消化道恶性肿瘤的转移。癌早期症状不明显,诊断较困难,出现症状就医时,多属中、晚期。本病多发生于中、壮年男性,男女性比率可高达(3：1)～(8：1),并以40～49岁之间发病率最高,这可能是与病毒性肝炎及肝硬变多见于中、壮年男性有关。肝癌的致病因素可能与病毒性肝炎、肝硬化、黄曲霉毒素、饮水污染等有关。属于中医学"肝积"、"肝壅"、"痞气"、"积聚"、"鼓胀"、"黄疸"、"九种心痛"等病范畴。

【单方验方】

1. 片姜黄、枳壳(麸炒)各6克,桂心少许,炙甘草1.5克,生姜3片。水煎,饭后1小时后服。主治肝癌右胁痛甚,胀满不食。

2. 紫藤根30克,诃子6克,菱角20个(新鲜或干货均可,用时敲碎),薏苡仁30克。水煎,分2～3次服完。

3. 当归、白芍、茯苓、鸡内金、大腹皮、忍冬藤各9克,柴胡1.5克,枳壳4.5克,炙甘草5克。水煎服,每日1剂,连服7天。

4. 半枝莲、龙葵各30克。水煎服。

5. 当归、炒六曲各 60 克,生白术、茯苓、焦楂炭、熟地黄各 30 克,沙苑子 45 克,青皮 15 克。水煎 3 次,取汁,浓缩,加水糖收膏。每日早、晚各 1 汤匙,白开水冲服。

6. 软枣子根 5 000 克。加多量水煎煮 3 小时,过滤去渣,滤液浓缩成 500 毫升,加入适量单糖浆,每服 25 毫升,日服两次。

7. 桃仁、红花、川芎、香附、青皮各等份。做成粗散剂,取 12 克,水煎,去滓。温服。主治肝癌,瘀血胁痛。

8. 苍术、白术、川牛膝、怀牛膝、大腹皮、汉防己各 30 克。水煎服。主治肝硬化腹水。

9. 威灵仙 15～30 克,茵陈蒿 30～60 克,大黄 9 克(后下),龙胆草 9 克。水煎服。主治肝癌,黄疸。

10. 栀子 9 克,大黄 3 克,枳实 12 克,豆豉 10 克。水煎煮,分 2 次温服。主治肝癌肝胆湿热毒盛,全身黄疸,心中懊侬或热痛。

【食疗】

1. 桃仁、红花各 9 克,白花蛇舌草、鳖甲(先煎)各 30 克,紫河车 45 克。水煎,去渣取汁,调入白糖适量,代茶饮用,常服。

2. 芡实 50 克,田七 15 克(捣碎)、乌龟 1 只约 500 克左右,瘦猪肉 90 克。加水适量,炖至烂熟,和盐调味即成。用于晚期肝癌伴疼痛不适者。

3. 白术 12 克,兔肉 250～300 克,大田螺 10～20 个(取肉)。加水适量文火炖 2 小时,和盐调味。可辅助治疗晚期肝癌并腹水、黄疸。

4. 芹菜 400 克,水发香菇 50 克,调味料适量。用于肝癌早期。

5. 嫩鸭 1 只,薏苡仁 250 克,胡椒粉 15 克,食盐、味精适量。用于肝癌体质虚弱、精神低沉者。

6. 蘑菇 30 克(或 15 克),生大蒜 30 克,糯米 45 克。一起入锅,加适量水熬粥,早、晚各 1 次。

7. 蓟菜 30 克,鲫鱼 1 条。煮食。

8. 佛手 20 克,青皮 15 克,郁金 10 克,蜂蜜适量。将 3 药水煎滤汁,调入蜂蜜。主治肝气郁结型肝癌。

9. 胡萝卜、糯米各 90 克,鸡肝 50 克,香菜末、香油、精盐、味精、胡椒粉各适量。用于食少气滞、胸闷腹胀者。

10. 鲤鱼。剖开去肠杂,留鳞洗净,文火煎至微黄,同赤小豆煮熟,再入姜糖即成。肝癌有黄疸、腹水者。

◎◎ 膀 胱 癌 ◎◎

膀胱癌是泌尿系统中最常见的恶性肿瘤,男女发病率比例为 4.8：1。其发病率和死亡率均占恶性肿瘤的 1‰～3‰,很多国家统计发病率有逐渐增高的趋势。临床表现最常见的首发症状为血尿,且多数为肉眼血尿,并以间歇性无痛性全程血尿为主。如合并有尿频、尿急、尿痛,则表现为浸润较广、较深,或并发膀胱炎;晚期常可见尿中有腐肉样物质排出;或排尿困难,突然中断,甚或出现急性尿潴留、尿毒症。本病发病原因不详,可能与吸烟、感染、膀胱黏膜白斑、腺性膀胱炎、放射性照射、寄生虫扰乱、上泌尿系肿瘤和某些职业有关。膀胱癌是泌尿系统最常见的恶性肿瘤。属中医学的"溺血"、"血淋"等范畴。

【单方验方】

1. 淡竹叶、石苇、土茯苓各 30 克。水煎服。

2. 沙苑子、山慈菇各 15 克,桑寄生、猪苓、白花蛇舌草各 30 克。水煎服。

3. 瞿麦、冬葵子、车前子各 30 克,石韦、王不留行、当归各 22.5 克。研为细散。每服 6 克,食前煎木通汤调下。主治膀胱癌,湿瘀互阻,烦热,小便不利,阴中疼痛。

4. 橘核 60 克,川楝子、山楂子、香附各 45 克,荔枝核、小茴香各 30 克,神曲 120 克。微炒研末,煮糊为丸,如梧桐子大。每服 9 克,淡盐水送服。主治膀胱癌,少腹胀痛,小便淋涩。

5. 向日葵子、疔毒草、王不留行各 30 克。每日 1 剂。

6. 淡竹叶 60 克。水煎服。

7. 龙葵、白毛藤各 30 克。水煎,早、晚 2 次服。

8. 黄毛耳草、喜树果各 30 克。清热利湿,制癌消结。

9. 黄柏、知母各 30 克,肉桂 1.5 克。研为细末,熟水为丸,如梧桐子大。每次 100 丸,空心用白汤送下。主治膀胱癌,热在下焦,小便点滴不通。

10. 鲜斑叶兰全草 6 株。洗净生吃,分 2 次服。

【食疗】

1. 猕猴桃鲜果 100 克。洗净食用或水煎,代茶频饮。适用于膀胱癌放疗后尿频、尿痛者。

2. 萹蓄 30 克(鲜品 50 克),粳米 60 克。将萹蓄先煮取汁,去渣,后入粳米煮粥。每日 1 次或隔日 1 次。

3. 当归 24 克,黄芪 12 克,雄鸡 1 只,盐,料酒,葱、姜少许。上蒸笼食。用于癌症引起的疼痛。

4. 当归 15 克,黄花菜 15 克,猪瘦肉 200 克,盐,料酒,葱、姜少许,味精适量。水煎汤,食用。

5. 赤小豆 200 克,活鲤鱼 1 条。鲤鱼剖杀,洗净,与赤小豆同放入锅内,加盐、葱、姜、料酒,加水清炖至赤小豆烂透,加入味精即可。膀胱癌等引起的小便不利。可每日或隔日 1 次,连续服用。

白 血 病

白血病是一类造血干细胞恶性克隆性疾病。克隆性白血病细胞因为增殖失控、分化障碍、凋亡受阻等机制在骨髓和其他造血组织中大量增殖累积,并浸润其他组织和器官,同时正常造血受抑制。临床可见不同程度的贫血、出血、感染发热以及肝、脾、淋巴结肿大和骨骼疼痛。据报道,我国各地区白血病的发病率在各种肿瘤中占第六位。在中医学中属于“虚劳”、“血证”、“癥积”等范畴。

【单方验方】

1. 青黛、天花粉、牛黄、芦荟各 3 克。共为细末,制成水丸。每日服 3 克,分 2 次日服。主治慢性粒细胞白血病,症见发热,形体消瘦、口舌溃疡。

2. 新鲜犁头草全草 30 克。捣碎成汁状,冲蜂蜜服用,可使白细胞升高。

3. 七叶一枝花、白花蛇舌草、大青叶各 15 克,制大黄 10 克,三七末 6克,黄芪、西洋参、旱莲草、生地各 15 克。水煎服。加服六神丸 1 支,每日 3 次。主治急性非淋巴细胞性白血病,壮热、周身骨痛、肌衄、齿衄等。

4. 龙胆草、黄芩、栀子、生地黄、柴胡、猪苓、泽泻各 10 克,鸡血藤、丹参各 30 克。水煎服。有清热泻火,养阴利湿功效。主治急性白血病。

5. 西洋参、生地黄、茯神、知母、麦冬各 9 克,白芍、天冬各 6 克,花粉、元参各 12 克,炙甘草 3 克。水煎服。主治白血病发热,午后低热,口干,手足心热,咽喉肿痛。

6. 柴胡、黄芩、半夏各 9 克,黄连、知母、贝母、橘红各 6 克,川厚朴 8克。水煎服。主治慢性粒细胞白血病急性发作,发热、汗出不解,胸腹胀闷,食少纳呆等症。

7. 青蒿、知母各 6 克,鳖甲 15 克,细生地黄 12 克,丹皮 9 克。水煎服。主治白血病后期余热未清,夜热早凉,热退无汗,能食形瘦,舌红少苔,脉沉细略数。

8. 龙胆草、黄芩、栀子、当归、黄连各 30 克,大黄、芦荟、青黛各 15克,麝香(另研)15 克。研成细末,神曲糊丸,如梧桐子大。每服 20～30丸,姜汤或白水送下。主治白血病,邪深热盛、肝胆实火而见头晕目眩、谵语发狂者。

9. 桃仁、红花、赤芍各 10 克,鳖甲 20 克,川芎、莪术、青黛(包煎)、香附各 12 克。水煎服。主治慢性粒细胞白血病所致的各种血瘀证。

10. 生黄芪 24 克,当归尾、丹皮各 6 克,生龟板、生鳖甲各 15 克,地骨皮 9 克,地黄、阿胶(烊化)各 12 克。水煎,早、晚分服。主治慢性白血病,面色㿠白、头晕、头痛、胸部闷痛、牙龈渗血、时有低热、纳少等。

11. 青黛 30 克,麝香 0.3 克,雄黄 15 克,乳香 15 克。共研细末,每次0.1～1 克,每日 3 次,口服。主治慢性粒细胞性白血病及真性红细胞增多症。

【食疗】

1. 鲜嫩荠菜 100～200 克,粳米 100 克,白糖 20 克,精盐、食油适量。同煮成粥食用。用于白血病发热出血症。

2. 鲜猪蹄 1 只,黄豆 25 克,干银耳 10 克,食盐、水适量。先把猪蹄黄豆煮熟后,再加入银耳,用文火同煮 5～10 分钟,连汤服用。

3. 百合 30 克,干地黄 50 克,粳米 25 克,蜂蜜适量。同煮为粥,加蜂蜜调味服。用于白血病阴虚血热,神疲乏力,午后潮热,五心烦热,心烦失眠等症。

恶性淋巴瘤

恶性淋巴瘤是起源于造血淋巴组织的肿瘤。临床特征为无痛性、进行性淋巴组织增生,尤以浅表淋巴结肿大为显著,常伴有肝脾肿大,晚期有贫血、发热和恶病质表现。根据肿瘤细胞特征、疾病起病方式、淋巴结外组织器官的涉及率、病程进展以及对治疗反应的不同,可将淋巴瘤分为霍奇金淋巴瘤和非霍奇金淋巴瘤两大类。中医学属于"瘰疬"、"筋瘤"、"失荣"、"石疽"、"恶核"等范畴。

【单方验方】

1. 独角莲 20 克,黄酒 50 克。加水适量,煎浓汁汤液温入百花蜜 50 克中调成蜜膏,3 次分服。

2. 猫爪草 60 克,夏枯草 30 克。水煎服。

3. 半边莲、蒲公英、泽漆各 50 克,半枝莲 200 克。水煎服。

4. 守宫 3 条,炒白术、黄药子、八月札各 12 克,水红花子 30 克,玫瑰花 6 克,制苍术、橘皮叶各 9 克,水煎服。

5. 白花蛇舌草 100 克,猪殃殃、蛇莓各 50 克,龙葵 75 克。水煎,分 4～5 次服。适用于恶性淋巴瘤体质较好者。

6. 半枝莲 60 克,天葵子 30 克,制南星 15 克。水煎服。

7. 败酱草、薏苡仁各 20 克,桃仁 10 克,红花 6 克。水煎服。

8. 水红花子 30 克,薏苡仁 30 克,生大黄 9 克。水煎服。

9. 向日葵子 30 克,薏苡仁 100 克,海藻 60 克。水煎服。

10. 夏枯草、菝葜各 30 克。水煎服。

【食疗】

1. 山慈菇 30 克,猪肾及睾丸。煮熟,作副食常服。
2. 猕猴桃。适量,经常服用。

【其他疗法】

1. 麝香、独角莲。两药按 1∶100 的比例合成散剂,覆盖以超出肿块边缘为度,然后用敷料、绷带或胶布固定,每周 1～2 次。如肿块大于 2 厘米×2 厘米,宜先行放疗,然后再敷上药。
2. 败酱草、蒲公英各 15 克,龙葵 30 克。煎汤待温,浸洗患处,每日 1 次。
3. 核桃树枝 200～250 克,鸡蛋 3 枚。核桃树枝与鸡蛋(带壳)用小火煮 4 小时,吃蛋及部分汤汁,余下汤汁分次服完。适用于淋巴肉瘤。
4. 生马钱子适量。醋磨,调涂患处,每日 1 次。适用于恶性淋巴瘤疼痛者。本品有毒,慎口服。

甲状腺癌

甲状腺癌系指发生于甲状腺腺体的恶性肿瘤,是最常见的甲状腺恶性肿瘤,占甲状腺恶性肿瘤的 95％以上。本病好发于女性,在 7～20 岁和 40～45 岁各出现高峰,与服用同位素、低碘饮食、致甲状腺肿物质或放射线照射、甲状腺部分切除等多种因素有关。可分为分化型和未分化型两大类,前者包括乳头状、滤泡状及髓样癌。各型甲状腺癌的临床表现和预后差别很大,就分化型甲状腺癌而言,患者的性别与年龄又对预后产生很大的影响。属于中医学"肉瘿"范畴。

【单方验方】

1. 黄药子、威灵仙、昆布各 15 克。水煎服。
2. 夏枯草 60 克。煎汤过滤保温,代茶服用。
3. 海螺、海蛤粉各 20 克,海藻、海螵蛸各 15 克,昆布、龙胆草、木香各 10 克。水煎服。

4. 龙鳞草、夏枯草各 30 克,海藻、昆布、山慈菇各 15 克,射干 10 克,姜半夏 9 克,桔梗 6 克,升麻 4.5 克。水煎,分 2 次温服。主治痰结血凝型甲状腺癌,颈前结块,质硬不移,咽痛声嘶。

5. 玄参、夏枯草、海浮石各 30 克,白芍、制香附、白芥子各 12 克。水煎,分 2 次温服,连服 3 个月为 1 个疗程。主治甲状腺癌,痰气郁结,颈前肿块,颈部觉胀,胸闷。

6. 昆布 60 克,通草 30 克,羊靥(炙)2 具,海蛤 30 克,马尾海藻 30 克。研为细末,炼蜜为丸如弹子大。每服 1 丸,细细含咽。主治甲状腺癌,胸膈满塞,项颈渐粗。

7. 海藻、海带、猫爪草、黄药子、昆布各 15 克,川芎各 10 克,半夏、青皮各 12 克,夏枯草 20 克。水煎服。主治甲状腺癌初中期,痰凝毒聚,颈前肿块,质硬不移,口干而苦,声音嘶哑。

8. 海螺、海蛤粉各 20 克,海藻、海螵蛸各 15 克,昆布、龙胆草、青木香各 10 克。共研细末,炼蜜为丸,每丸 6 克,每次服 2 丸,每日 3 次。主治甲状腺癌初起,颈前轻度肿大,质硬,心烦易怒,口苦口干。

9. 白茅根、茜草根、生牡蛎各 30 克。水煎服。

【食疗】

1. 净海带 150 克,鲜桔梗 30 克,猪肺连气管。用温开水将猪肺打抄后去腥味,再与净海带、鲜桔梗加水适量煮烂食用,4 日服完,每月 1 次。

2. 玉米 l00 克,白萝卜 500 克。先将玉米熬烂,后入萝卜,切碎块同煮粥,常食以防癌。

3. 黄药子 10 克,黄母鸡 1 只。佐餐当菜,吃鸡肉,饮汤汁,当日吃完。通治胃癌、食管癌等消化系统癌症和甲状腺肿瘤。

4. 牡蛎、石决明、海蒿子、昆布、蛤粉、紫菜各 15 克。加水适量,煎煮 40 分钟,去渣取汁即成。分 2 次服。主治痰湿内结引起的胃癌、甲状腺癌、乳腺癌等多种癌症。

【其他疗法】

1. 鲜土大黄根和黄药子。捣烂外敷,或用干品研末麻油调敷。

2. 野菊花 30 克,华南胡椒(全株)60 克,生盐 2 克。捣烂,隔水蒸热,待温度降至适中时用,外敷患处,1 剂可用多次。

烧 烫 伤

烧烫伤是由于火焰、热水蒸气、电流或放射线、化学物质等作用于人体而引起,一般以火焰、热水烫伤为常见。本病可发生于任何年龄,轻者仅皮肤损伤,重者可达肌肉骨骼,甚至引起一系列全身变化,如休克、感染,处理不当可引起死亡。Ⅰ度烧烫伤皮肤潮红,微肿疼痛,1 周可痊愈,不留瘢痕;浅Ⅱ度烧伤皮肤潮红,并有大小不等的水疱,轻度水肿,自感剧痛,如不感染,2 周左右可痊愈,不留瘢痕;深Ⅱ度烧伤较深,皮色苍白,间有紫红色斑点,需 1 个月左右可痊愈,往往留有瘢痕;Ⅲ度烧伤皮肤呈苍白或黑色,疼痛反而不甚,触之坚硬,失去弹性而无光泽,表面干燥甚至累及肌肉和筋骨,愈后多有严重的瘢痕和挛缩。本病的预防应注意加强劳动保护和防火灭火措施,注意安全教育。以下介绍的处方,一般适用于烫伤、烧伤面积较小程度较浅(Ⅰ度、Ⅱ度)的烧烫伤患者。如为大面积深度烧烫伤,应送医院紧急处理和综合治疗。

【其他疗法】

1. 白及粉 30 克,煅石膏粉 30 克,凡士林 240 克。调匀成膏,外敷患处。可收敛生肌。主治烧伤、烫伤、下肢溃疡(臁疮)的清洁疮面。

2. 大黄末,用鸡蛋清(或香油、桐油)和匀,涂在创面。主治烫伤。

3. 贯众,火烧成灰,用香油调,涂在患处,立刻止痛。主治烧伤疼痛。

4. 用煮熟鸡蛋黄炒出油 25 毫升,调生大黄末,涂抹于患处。主治烫疱。

5. 生地榆、大黄各 50 克。共研为细末,用植物油调敷患处。或单用地榆研粉,用植物油调敷也可。治烫伤、烧伤,红肿灼痛起水疱。

6. 香油 4 份,大黄 2 份,蜂蜡 1 份。香油熬开后,放入大黄炸枯取出,再放蜂蜡。搅匀放凉,涂在患处,纱布覆盖。治烫伤、烧伤。

7. 桐油 50 克,搽涂患处,如水泡破裂,患处化脓,可撒上生地榆粉或黄柏粉。

8. 青果 50 克,水煎(每 2 个青果用水 2 小碗煎取半碗)放凉,涂搽患处。治烫伤、烧伤。

9. 绿豆粉 50 克,用鸡蛋清调,涂在患处。治开水烫伤,或轻度烧伤。

10. 米醋 100 克,搽涂患处。有止疼和预防起疱的作用。

妇 科 病 症

月经先期与量多

月经周期提前七天以上,甚至十余天一行者称为"月经先期"。亦称"经期超前"、"经行先期",或"经早"。如月经周期正常,经量明显增多,为月经多。由于月经先期与月经量多,常同时出现,故将两者合并论治。中医认为月经先期与月经量多主要由于气虚和血热所致。血热则迫血妄行,症见经色深红,心烦口渴,小便短赤,治宜凉血固经;气虚则摄纳无权,症见经色淡清,面色㿠白,乏力气短,治宜补气摄血。

【单方验方】

1. 丹参,益母草,川芎各9克,当归15克,水煎服。用于治疗血热型月经先期。

2. 益母草30克,旱莲草12克。水煎服。用于治疗血热型月经先期。

3. 香附(盐水炒)、牡丹皮各10克,黄芩7克。水煎服。用于治疗血热型月经先期,量多。

4. 椿根白皮60克,红糖120克。水煎服。用于治疗血热型月经先期,量多。

5. 当归3克,生地黄12克,丹皮6克,黄柏9克。水煎服。用治血热型月经先期。

6. 当归、黄芪各15克,白芍12克,甘草6克,人参3克。水煎服。用于治疗气虚型月经先期。

7. 马齿苋60克,水煎服,每日2次,连服3～5天。用于治疗血热型月经先期,量多。

8. 益母草30～50克。水煎服,连服3天。用于治疗血热型月经先期,量多。

9. 生黄芪、生地榆各30克,茜草12克,山茱萸、海螵蛸各10克,加食醋30毫升。水煎服。用于治疗气虚型月经先期。

10. 旱莲草12克,生地黄12克,侧柏叶9克,丹皮9克,白芍9克,地骨皮9克,青蒿9克,水煎服。用于因血热所致月经先期,量多,色紫红有块。

【食疗】

仙鹤草 30 克,当归 30 克,瘦猪肉 200 克。共煮,去药渣,食肉喝汤,每日 1 剂,行经时连服 3 剂。

月经后期与量少

月经周期延长七天以上,为月经后期。如月经周期正常,而经量明显减少为月经量少。由于两者常同时发生,故合并论治。月经后期与量少不外乎血瘀和精血不足两种:血瘀型症见经色紫黑有块,小腹胀痛拒按,治宜活血化瘀;精血不足型可见经色淡,腰膝酸软,头晕耳鸣,足跟痛等症,治宜滋补肝肾,填精养血。

【单方验方】

1. 当归 30 克,附子 3 克。水煎服。用于治疗血瘀型月经后期,量少。

2. 益母草 30 克,茜草 12 克,艾叶 6 克。水煎服。用于治疗血瘀型月经后期,量少。

3. 当归 15 克,川芎、白芍各 9 克,熟地黄 12 克,葵花、红花各 6 克,水煎服。用于治疗精血不足型月经后期,量少。

4. 人参、炙甘草各 6 克,熟地黄、白术各 9 克,当归 15 克。水煎服。

5. 丹参 30 克,研末,每次 9 克,陈酒送下,每日 1 次。用于治疗血瘀型月经后期,量少。

6. 黑豆、苏木各适量,将黑豆炒研为末,每次取黑豆末 24 克,与苏木 12 克,红糖冲服,每日 1~2 次。用于治疗血瘀型月经后期,量少。

7. 醋炒香附 250 克。将香附研为细末水泛为丸,空腹时黄酒冲服,每次 9 克,每日 2 次。主治肝郁气滞血瘀所致月经后期。

8. 棉花根 30 克,太子参 15 克,益母草 12 克,熟地 12 克,当归 9 克,白芍 9 克,白术 9 克。水煎服。主治血虚所致月经后期,量少。

9. 紫河车 1 具,党参 90 克,山药 90 克,熟地 120 克,炒枣仁 60 克,柏子仁 20 克,白芍 30 克,远志 30 克,玉竹 15 克。共研成细末,炼蜜为丸,每次 9 克,每日 3 次。用于治疗血虚型月经后期,量少。

【食疗】

1. 枸杞 15 克,兔肉 250 克,调味品适量。饮汤食肉,每日 1 次。可以补肝肾,益气血,是一剂较平和的补虚药膳。

2. 阿胶 12 克,枸杞 15 克,粳米 50 克。阿胶捣烂,炒令黄燥,研末。再取枸杞洗净,与粳米一同煮粥。能补肝肾,养精血。

3. 黄花菜根 24 克,当归身 24 克,猪瘦肉 150 克。黄花菜根、当归与猪肉加水适量同煮,猪肉熟烂即可食用。能养血补虚调经。

痛　经

痛经是妇科最常见的症状之一,是指行经前后或月经期出现下腹疼痛、坠胀、伴腰酸或其他不适,严重影响生活和工作质量者。痛经可分为原发性和继发性两大类,前者是指生殖器官无器质性病变的痛经,它的发生与月经时子宫内膜前列腺素含量增高有关;后者是指盆腔器质性疾病所引起的痛经。中医认为痛经病位在胞宫,变化在气血,表现是痛证,多因气血运行不畅所致。

【单方验方】

1. 香附 20 克,益母草 20 克,丹参 25 克,白术 20 克。水煎服。主治月经不调,痛经。

2. 延胡索 9 克,郁金 9 克,生蒲黄 6 克。水煎服,黄酒为引。主治血瘀痛经。

3. 鲜姜 15 克,红糖 15 克。水煎服。

4. 益母草 3 克,小茴香 15 克,艾叶 9 克,桃仁 6 克。水煎服。主治寒凝血瘀型痛经。

5. 蒲黄 50 克,五灵脂 50 克,丹参 10 克。研末,每次 9 克,每日 2 次,用红糖水冲服。主治血瘀痛经。

6. 丹参 25 克,醋炙延胡索 10 克。水煎服,连服 3～5 剂。主治气滞血瘀型痛经。

7. 当归 15 克,炒白芍 10 克,炙甘草 30 克,生姜 3 片。水煎服。主治血虚痛经。

8. 党参 5 克,香附 5 克,当归 10 克。水煎服。主治气虚血瘀型痛经。

9. 益母草 30 克,川牛膝 15 克,当归 15 克,桃仁 5 克,香附 5 克。水煎服。主治血瘀型痛经。

10. 桃仁 6 克,红花 5 克,益母草 15 克,五灵脂 9 克。水煎服。主治血瘀型痛经。

【食疗】

1. 田七 6 克,红枣 10 枚,生姜 3 片,乌鸡 1 只。将以上全部原料一起隔水炖 3 小时,以少许盐调味,即可食用。分 2 次服,每日 1 剂。用以补虚益气,活血止痛。适用于气滞血瘀型痛经。

2. 韭菜 250 克,红糖 150 克。韭菜洗净,捣烂取汁。红糖加水适量煮沸,加入韭菜汁即可食用。每日 2 次,用后俯卧片刻。可补气温经。用于辅治气血虚弱型痛经。

3. 生姜 24 克,大枣 30 克,花椒 90 克。将枣洗净,生姜切薄片同花椒一起加水煎成 1 碗即可服用。每日 2 次,趁热服。可温中止痛。用于辅治寒性痛经。

闭 经

女子年龄超过 16 岁月经尚未初潮,或正常月经建立后月经停止 6 个月,或按自身原来月经周期计算停经 3 个周期以上者,前者称原发性闭经,后者称继发性闭经。正常的月经的建立和维持,有赖于下丘脑-垂体-卵巢轴的神经内分泌调节,以及靶器官子宫内膜的周期性反应,其中任何一个环节发生障碍均可导致闭经。中医认为经闭多由先天不足,体弱多病,或多产房劳,肾气不足,精亏血少;大病、久病、产后失血,或脾虚生化不足,冲任血少;情志失调,精神过度紧张,或受刺激,气血郁滞不行;肥胖之人,多痰多湿,痰湿阻滞冲任等引起。

【单方验方】

1. 茜草 20 克,大枣 10 枚。水煎服。主治血瘀闭经。

2. 益母草 60 克,红糖 60 克。水煎服,连服 10 剂。

3. 当归 9 克,茜草 15 克。水煎服。

4. 炒柏子仁 15 克,酒炙牛膝 15 克,卷柏 15 克。将上药共研为末,炼蜜为丸,如梧桐子大,每次 30 丸,饭前用米汤送下。主治血虚血瘀型闭经。

5. 黑大豆 15 克,苏木 18 克。将黑大豆炒后研末,每次 9 克,每日 2 次,用苏木的水煎液冲服。主治血瘀闭经。

6. 山楂 120 克,红糖 60 克。先将山楂研末,再加入红糖拌匀,每次 9 克,每日 3 次,开水送服。

7. 黄芪 50 克,当归 9 克,牛膝 10 克。水煎服,连服 3～5 剂。主治气血不足型闭经。

8. 菟蔚子 12 克,桑葚子 12 克,女贞子 12 克,旱莲草 12 克,泽兰 12 克,枸杞 9 克。水煎服。主治肾精不足型闭经。

9. 菟丝子 15 克,太子参 15 克,补骨脂 12 克,熟地 12 克,丹参 9 克,当归 9 克,女贞子 9 克,牛膝 9 克。水煎服。主治血虚闭经。

10. 醋炙香附 250 克。将香附研为细末水泛为丸,空腹时黄酒冲服,每次 9 克,每日 2 次。主治气滞血瘀型闭经。

【食疗】

1. 猪腰 2 个,杜仲 20 克,核桃肉 15 克。共炖熟加盐调味即可食用。食猪腰饮汤。能平补肾中阴阳。主治肾精不足型闭经。

2. 生黄芪 30 克,枸杞 30 克,乳鸽 1 只,生姜 3 片,绍酒 2 汤匙。将上述原料煮 3 小时,加入少量盐、味精。早、晚空腹温热服。能益气养血,补虚通经。可用于气虚血弱型闭经。

3. 王不留行 12 克,茜草 12 克,牛膝 12 克,猪蹄 250 克,调料适量。用小火炖至猪蹄烂熟即可食用。每日分 2 次服,可连服 5 日。能活血化瘀通络,补益气血。

4. 猪蹄 1 只,川牛膝 15 克。加水 2 碗炖熟即可食用。每日 2 次,温热食,也可加米酒 30~60 毫升同服。能通经活血。

5. 茯苓 15 克,红花 9 克,红糖适量。将茯苓、红花放入沙锅,加水同煎,取汁加红糖即可食用。每日 1 次,连服 7 日。能健脾祛湿,活血通经。

❧ 功能失调性子宫出血 ❧

功能失调性子宫出血简称功血,为妇科常见疾病,是指由调节生殖的神经内分泌机制失常引起的异常子宫出血。功血可分为无排卵性和排卵性两类。该病属于中医崩漏的范畴,发病急骤,暴下如注,大量出血者为"崩";病势缓和,出血量少,淋漓不绝者为"漏"。虽然"崩"与"漏"出血情况不同,但在发病过程中两者常互相转化,如"崩"血量渐少,可能转化为"漏","漏"势发展又可能变为"崩",故临床多以"崩漏"并称。

【单方验方】

1. 百草霜 60 克,红糖 30 克。和匀,每次 10 克,每日 2 次,开水冲服。主治血热型崩漏。

2. 广三七 9 克,血余炭 15 克。将三七研为细末,血余炭水煎,取汁,用药汁冲服三七,每次 1.5 克,每日 2 次。主治血瘀型崩漏。

3. 黄芪 30 克,三七 6 克(研末,冲服),当归 20 克。水煎服。主治气虚血瘀型崩漏。

4. 地榆炭 60 克,红糖 30 克。将地榆炭水煎,取汁,加红糖和匀后 1 次服。

5. 鲜益母草 100 克,棕榈炭 10 克。水煎服。

6. 熟地黄 32 克,白术 6 克,炮姜 6 克,炙黄芪 20 克,当归 16 克,党参 9 克。水煎服。主治气虚型崩漏。

7. 贯众 50 克,月季花 25 克,藕节 50 克。水煎,取汁,加红糖适量调节,每日分 3 次服。

8. 陈棕榈炭 10 克,藕节炭 10 克,侧柏炭 10 克,地榆炭 10 克。水煎服。主治血热型崩漏。

9. 当归 9 克,阿胶(烊化)9 克,白芍 6 克,棕榈炭 6 克,艾叶 3 克,甘草 3 克,侧柏炭 15 克,黄芩炭 6 克。水煎服。

10. 艾叶 60 克,陈醋 120 毫升。将艾叶炒黄,用醋浸泡 24 小时后取汁,每日分 2 次服。主治血瘀型崩漏。

【食疗】

1. 鲜地榆 500 克,黄母鸡 1 只。将地榆装入鸡腹中,放锅中小火炖熟,除去药渣,药汤鸡肉一并服下,用量酌定。有助于止血。

2. 棕榈炭 15 克,面粉 100 克。将棕榈炭研粉,面粉炒炭,混匀,做成稀粥服下。

3. 羊肉 500 克,当归 12 克,生地黄 10 克,炮姜 10 克,酱油、米酒、糖各适量。用慢火煮熟透即可食用,适量服食。能温经固冲止血。

4. 红枣 15 克,猪皮 60 克。将猪皮切成块,红枣洗净,隔水炖熟服用。每日 2 次,随量食。可补脾和血。治疗脾虚型崩漏。

5. 乌贼骨 12 克,鸡肉 90 克,精盐适量。上蒸笼蒸熟,吃时加味精即可食用。每日 2 次,服 3～5 次可见效。能益气补精,补虚温中,收涩止血。

6. 鸡冠花 15 克,小蓟 30 克,鸡蛋 1 只。将前 2 味加水 2 碗,煎至 1 碗,去渣,将鸡蛋去壳加入煮熟,加入适量盐和糖即可服用。每日 1 次,连服 3～4 日。能清热凉血,止血养血。

7. 猪皮(去毛)500 克,黄酒 120 毫升,红糖 120 克。将猪皮切片,加水适量,猪皮煮化后,加黄酒、红糖和匀。每次 20 克左右,每日 3 次。能滋阴清热,固冲止血。

❧ 围绝经期综合征 ❧

围绝经期综合征是女性机体内功能减退、细胞老化凋亡过程中的生理变化反映出来的某些症状。围绝经期的最早变化是卵巢功能衰退,因之而引起的内分泌紊乱是导致围绝经期综合征的主要原因。主要症状为月经不规律,先后无定,经量减少或经量增多,烘热汗出、焦虑、抑郁、激动等症状。中医认为妇女在绝经前后,生理上随着肾气的衰减,天癸衰少,精血日趋不足,阴阳失调,故而出现上述症状。中医称之为"脏躁"。

【单方验方】

1. 黑木耳 120 克,大枣 120 克,红糖 120 克,生姜 10 克。共研细末,蒸熟,每次 15 克,每日 2 次,开水送服。主治月经量少。

2. 大枣 10 枚,小麦 20 克,紫石英 15 克。水煎服。主治心烦,焦虑,汗出。

3. 炙甘草 10 克,大枣 10 克,远志 10 克。水煎服。主治失眠,心烦,汗出。

4. 百合 15 克,知母 10 克,炙甘草 9 克。水煎服。主治手足心热,焦虑。

5. 酸枣仁 12 克,丹参 12 克,柏子仁 12 克,生地 15 克。水煎服。主治月经量少,失眠。

6. 生牡蛎 20 克,生龙骨 20 克。水煎服。主治失眠,汗出,惊悸。

7. 葡萄干 10 克,百合 15 克,大枣(去核)5 枚。共炖熟,每日 2 次口服。主治盗汗,烘热,心烦。

8. 黄芪 20 克,桂枝 10 克,生龙骨 20 克,生牡蛎 20 克。水煎服。主治自汗,畏风,惊悸,乏力。

9. 制南星 10 克,竹沥 9 克,半夏 9 克,炒枳实 9 克,炒竹茹 6 克。水煎服。主治心烦,手足心热,口苦,口干,烦躁。

【食疗】

1. 黄精 50 克,熟地黄 30 克,猪脊骨 500 克,盐少许。一同加水炖,入盐调味即可服用。每日 1 剂,分 2~3 次服。可以益肝肾之阴,培补下元而固本。

2. 枸杞 30 克,板栗 20 克,葛根 100 克,乌骨鸡 1 只(约1 000克)。葛根磨成粉或切成片,加入枸杞和板栗,加盐、料酒适量,小火炖至鸡肉烂熟即可食用。每周 1 剂,连服 3 剂以上。适宜于肝肾阴精不足的围绝经期综合征。

3. 莲子、百合、粳米各 30 克。煮粥即可食用。每日早、晚各 1 次。适用于绝经前后伴有心悸不寐,怔忡健忘,肢体乏力,皮肤粗糙者。

4. 赤小豆、薏苡仁、粳米各 30 克,红枣 10 枚。每日熬粥食用。每日 3 次。适用于围绝经期综合征有肢体水肿,皮肤松弛,关节酸痛者。

5. 党参 15 克,山药 15 克,山药 15 克,薏苡仁 20 克,莲子 20 克,大枣 10 枚,粳米 50 克。同煮成粥即可食用。早、晚各 1 次,连吃半个月。补气安神,适用于气虚或脾气虚之围绝经期综合征。

白带异常

白带是阴道黏膜渗出物、宫颈管及子宫内膜腺体分泌物混合而成,其形成与雌激素的作用有关。正常白带呈白色稀糊状或蛋清样,高度黏稠,无腥臭味,量少,对妇女无不良影响,称生理性白带。生殖道出现炎症,特别是阴道炎和宫颈炎或发生癌变时,白带数量会显著增多并且形状会有明显改变,称病理性白带。该病属于中医的"带下病"范畴,总的病机是肾气不足,脾失健运,带脉失约所致。

【单方验方】

1. 炒山药 30 克,炒芡实 30 克,黄柏 6 克,车前子 6 克,白果 6 枚。水煎服。主治黄带。

2. 黄芪 30 克,龙骨 10 克,炒白术 15 克,盐炙小茴香 15 克,牡蛎 15 克。水煎服。

3. 白头翁 15 克,黄柏 6 克,苦参 12 克。水煎服。主治湿热带下。

4. 地肤子 15 克。炒黄,研为细末,用醋调服下,每日 1 次。主治湿热带下,腰痛。

5. 土牛膝 15 克,续断 15 克,当归 15 克,白果 15 克,车前子 10 克。水煎服。主治赤白带下。

6. 小蓟 20 克,槐花 20 克。水煎服。主治赤白带。

7. 薏苡仁 250 克,红糖 500 克,向日葵盘 1 个,黄酒 50 毫升,先将薏苡仁炒成花,再加红糖研为细末,用黄酒与水煎煮葵花盘,取汁,用其汁送服药面,每次 9 克,每日 2 次。主治赤白带。

8. 赤茯苓 15 克。将茯苓研为细末,空腹时用豆浆一次冲服,每日 1 剂,连服 3 剂。主治赤白带。

9. 苦参 60 克。水煎服。主治赤、黄带。

10. 龙胆草 5 克,柴胡 5 克,栀子 5 克,川楝子 10 克,薏苡仁 10 克,蚕砂 10 克,车前子 10 克。水煎服。主治黄带。

阴 道 炎

阴道炎是阴道黏膜及黏膜下结缔组织的炎症,是妇科门诊常见的疾病。正常健康妇女,由于解剖学及生物化学特点,阴道对病原体的侵入有自然防御功能,当阴道的自然防御功能遭到破坏,则病原体易于侵入,导致阴道炎症。幼女及绝经后妇女由于雌激素缺乏,阴道上皮菲薄,细胞内糖原含量减少,阴道 pH 高达 7 左右,故阴道抵抗力低下,比青春期及育龄妇女易受感染。阴道炎临床上以白带的性状发生改变以及外阴瘙痒灼痛为主要临床特点,性交痛也常见,感染累及尿道时,可有尿痛、尿急等症状。该病属于中医的"带下病"、"阴痒"范畴。

【单方验方】

1. 当归 30 克,白芍 15 克,柴胡 15 克,栀子 10 克,茯苓 6 克,橡木皮 3 克。水煎服。主治阴道炎。

2. 苦参 15 克,黄柏 6 克,车前子 12 克,地榆 12 克。水煎服。主治阴道炎。

【其他疗法】

1. 土茯苓 100 克,地锦草 30 克。水煎,取汁,冲洗阴部,每日 1 剂,分 2 次冲洗,连用 3~5 剂。主治阴道炎,阴道滴虫。

2. 苦参 100 克,百部 100 克,蛇床子 50 克,明矾 50 克,花椒 50 克。

水煎,取汁,趁热熏洗阴部。

3. 土茯苓 60 克。水煎,取汁,趁热熏洗阴部。

4. 杏仁 15 克,枯矾 15 克,甘草 6 克。研末,炼蜜为丸,每丸重 3 克,临睡时取 1 丸,塞入阴道。主治阴道滴虫。

5. 鸦胆子 20～30 粒。水煎,取汁,趁热熏洗阴部,每日 1 剂,连用 2 剂。

6. 龙胆草、雄黄、苦参、蛇床子、明矾各 12 克。水煎,取汁,趁热坐浴半小时,每日 1 次,连用 3～6 剂。

7. 夜合花根皮 120 克,食盐 10 克。水煎,取汁,每晚趁热用药汁熏洗阴部。主治阴道炎。

外阴瘙痒

外阴瘙痒是妇科常见疾病,严重时患者坐立不安,影响生活和工作。多有外阴各种不同病变引起,最常见的是外阴阴道假丝酵母菌和滴虫性阴道炎,另外,细菌性阴道炎、老年性阴道炎、过敏、糖尿病等也是引起外阴瘙痒的原因。中医称之为阴痒,认为是由湿热蕴积肝经,或虫菌感染,蕴阻阴户,或阴虚血燥,脉络失养所致。

【单方验方】

1. 荆芥 30 克,防风 30 克,黄柏 30 克,苦参 45 克。水煎服。

2. 车前子(包煎)15 克,苦参 5 克,黄柏 5 克。水煎服。

3. 龙胆草 10 克,栀子 10 克,芦荟 5 克,青黛(包煎)3 克,水煎服。主治肝火旺所致阴痒。

4. 龙胆草 9 克,茯苓 15 克,朱砂(冲服)1 克。水煎服。

【其他疗法】

1. 大蒜 4 头,鲜小蓟 120 克。水煎取汁,趁热熏洗阴部。主治阴部瘙痒,白带多,阴道滴虫。

2. 五倍子 3 克,蛇床子 10 克,苦参 10 克,白芷 10 克。枯矾 5 克。

共研为细末,用消毒纱布包裹,再用线捆扎,然后用开水浸湿,冷后放入阴道内,留一个线头在外,12小时后取出,连用3天。主治阴痒,白带量多。

3. 苦参20克,百部10克,花椒10克,金银花15克,马鞭草10克。水煎,取汁,熏洗阴部,每日1剂,早、晚两次,连用3~5剂。

4. 蛇床子30克,地肤子30克,明矾10克,冰片1克。共研为末,过筛,粗粉用水煎,取汁,洗阴部,细粉调凡士林,搽于患处,每日2~3次,连用3~5剂。主治阴痒,外阴湿疹。

5. 马鞭草250克。水煎,取汁,趁热熏洗阴部,每日1次,连用3~5剂。主治阴痒,白带量多。

6. 苍术15克,苦参20克,艾叶5克。将上药共研为末,制成小条,熏灼外阴部,每日3~5次,连用3天。主治阴痒,白带量多。

7. 鲜车前子45克,鲜马鞭草45克。水煎,取汁,用药汁冲洗阴部。主治外阴瘙痒。

8. 百部30克,明矾9克。水煎,取汁,冲洗阴部。

9. 荆芥15克,防风15克,透骨草10克,蛇床子12克,乌梅9克,白矾6克,艾叶20克。水煎,取汁,趁热熏洗阴部。

10. 苍耳子30克。水煎,取汁,洗阴部,每日1剂。

盆 腔 炎

盆腔炎是子宫、输卵管、卵巢、盆腔腹膜及盆腔结缔组织炎症的统称,为常见妇科病之一。主要病原菌为厌氧链球菌、溶血性链球菌、大肠杆菌、变形杆菌、葡萄球菌等。由淋球菌感染引起的盆腔炎也有发生。如果在急性盆腔炎阶段没有彻底治疗,或炎症起病缓慢,忽视治疗,均可演变为慢性盆腔炎。该病属于中医"癥瘕"、"痛经"、"带下"、"妇人腹痛"的范畴。

【单方验方】

1. 马齿苋120克,蒲公英60克,金银花30克,皂角刺12克。水煎服。

2. 忍冬藤、蒲公英各 30 克,车前草、丹参各 15 克,赤芍、黄柏各 12 克,川楝子 7 克。水煎服。

3. 白芍、干姜适量。水煎服。该方用于治疗慢性盆腔炎证属虚寒型。

4. 冬瓜仁 20 克,蒲公英、败酱草、瞿麦、车前子、赤芍、川楝子各 10 克。水煎服,每日 1 剂。用以清热利湿排脓。

5. 蒲公英 30 克(鲜品 60 克)。水煎代茶饮。

6. 皂角刺 30 克,粳米 50 克。将皂角刺水煎后弃渣,与粳米共煮粥,长期服用。可以消炎,散结,止痛。

7. 白花蛇舌草 60 克,蒲公英 60 克。水煎服,每日 1 剂。

【食疗】

1. 当归 20 克,红花 10 克。分别浸于 50 度米酒 10 毫升中,48 小时后过滤,共加酒至 500 毫升,饭后服 3～5 毫升,每日 2 次。

2. 金银花 30 克,牡丹皮 15 克,莲子 30 克,白糖适量。前 2 味水煎,去渣取汁,放入莲子再煎煮至熟烂,加适量白糖拌匀即可服用。分早、晚吃莲肉饮汤,7 日为 1 个疗程。有清热解毒祛湿功效。

3. 白头翁 15 克,金银花 30 克,木槿花、牡丹皮、赤芍各 12 克,白糖适量。加水适量,煎煮 40 分钟,去渣取汁,加入适量白糖,溶化放温即可服用。每日分 2 次服,7 日为 1 个疗程。有清热利湿,凉血化瘀功效。

4. 桃仁 20 克,陈皮 5 克,面粉 200 克,麻油 30 克。前 2 味烘干研为极细末,与面粉和匀,加水揉透后做成面饼。平底锅加油烧热,将面饼在锅上烙至两面呈金黄色取出即可食用。三餐随意服食,或当点心,每日数次,每次 2 块,温开水送服。有活血化瘀,理气燥湿功效。

妊娠剧吐

孕妇早孕反应严重,频繁恶心呕吐,不能进食,以致发生体液失衡及新陈代谢障碍,甚至危及孕妇生命,称为妊娠剧吐。一般认为,妊娠剧吐可能与血中绒毛膜促性腺激素水平升高有关。中医称之为"恶阻"。

【单方验方】

1. 竹茹 10 克,姜半夏 10 克,陈皮 15 克,生姜 12 克,茯苓 12 克。水煎服。

2. 柿蒂 20 克,红糖 15 克。水煎服。

3. 鲜姜 30 克,白糖 30 克。水煎服。

4. 半夏 6 克,党参 15 克,生姜 5 克。水煎服。

5. 紫苏梗 15 克,姜竹茹 15 克,陈皮 5 克,生姜 5 克,半夏 5 克。水煎服,连服 3~5 剂。主治妊娠呕吐清涎。

6. 黄芪 60 克,糯米 120 克。将上药共炒至黄色后,水煎取汁,每日分 3~4 次服下,连服 3 剂。主治妊娠呕吐,精神不振。

7. 玉米须 30 克,白茅根 25 克,竹叶 15 克,灯心草 15 克,伏龙肝 30 克,冰糖 20 克。先将前 4 味药水煎取汁,再取伏龙肝,用开水浸泡,澄清后取上清液溶化冰糖,加入适量藕汁和上述药液,放凉后频饮。

8. 广藿香 9 克,苏叶 16 克。水煎服。

9. 制香附 30 克,藿香叶 6 克,甘草 6 克。共研为末,每次 6 克,每日 3 次,开水送服。

【食疗】

1. 鲜山药 100 克,生姜丝 5 克,瘦肉 50 克,调料适量。将山药切片与肉片一起炒至将熟,然后加入姜丝,调料,炒熟后即可食用。可作为中、晚餐菜肴适量食用。可补益脾胃,降逆止呕。

2. 鲜生姜 6 克,粳米 200 克。加水适量,慢火煮,取米汤 100~200 毫升,加入鲜生姜榨取的姜汁 5 滴,即可饮用。代茶经常饮用。该方可和胃气,益精气,温中止呕。

3. 鲜芦根 100 克,竹茹 9 克,粳米 50 克,生姜汁 5 毫升。鲜芦根、竹茹一起煎煮,去渣取汁,加入粳米煮粥,粥熟后入生姜汁即可服用。每日空腹食用。可清热生津,除烦止呕。适用于妊娠剧吐而有烦热之象者。

4. 生姜汁 1 匙,甘蔗汁 1 杯。将生姜、甘蔗汁混合加温服用。每日 2 次。可健胃止呕,用于妊娠剧吐者。

先兆流产

先兆流产指在妊娠 28 周前,阴道出现少量流血,常为黯红或血性白带,无妊娠物排除,或兼有阵发性下腹痛或腰背痛,多数为先兆流产。先兆流产的原因比较多,例如孕卵异常,内分泌失调,胎盘功能失常,血型不合,母体全身性疾病,过度精神刺激,生殖器官畸形及炎症,外伤等,均可导致先兆流产。该病属于中医"胎漏"、"妊娠腹痛"、"胎动不安"的范畴。

【单方验方】

1. 菟丝子 24 克,桑寄生 12 克,川续断 12 克,阿胶(烊化)12 克。水煎服。

2. 熟地黄 42 克,白术 20 克,黄芩 21 克,杜仲 36 克,当归 30 克,续断 30 克。共研为末,炼蜜为丸,每丸重 3 克,每日 2 次,每次 3 丸,淡盐水送服。

3. 紫苏根 10 克,红糖 15 克。将红糖炒黑,与紫苏根一起水煎服。

4. 杜仲 15 克,桑寄生 30 克,阿胶(烊化)12 克,艾叶炭 9 克。水煎服。

5. 白术 10 克,怀山药 20 克,桑寄生 12 克。水煎服,连服 3 剂。主治胎动不安,腹胀,不思饮食。

6. 熟地黄 10 克,砂仁 5 克。水煎服,连服 3～5 剂。

7. 木蝴蝶 20 克。水煎服。

8. 砂仁 60 克,炒黄芩 30 克,焦白术 30 克,苏叶适量。将前 3 味药共研为细末,每次 9 克,每日 1 次,用苏叶煎汤冲服。主治妊娠腹痛,胎动不安。

9. 川楝子 15 克,香附 15 克,甘草 5 克,白芍 10 克。水煎服。主治妊娠腹痛。

10. 黄芩 9 克,桑寄生 10 克,益母草 10 克。水煎服。主治胎动不安。

【食疗】

1. 荷叶梗 20 克,糯米 20 克,红枣 20 克。将上药熬成粥,酌情食用。可治胎动不安。

2. 鹅蛋 1 个。将鹅蛋煮熟,每天 1 个,连吃 1 个月。有保胎功效。

3. 母鸡 1 只,乌贼鱼 1 条,糙糯米 50～100 克。将母鸡肉与乌贼鱼加水同煮熟,取浓汤,再加糙糯米,煮至米熟为度,加适量细盐调味即可食用。每日早、晚趁热服食。能益气养血安胎。

【其他疗法】

花椒 15 克,食盐 15 克,葱白 3 根。将上药共捣成泥,贴在脐上,以小便自利为佳。主治妊娠腹痛。

❧❧ 习惯性流产 ❧❧

习惯性流产为自然流产连续 3 次以上者,每次流产往往发生在同一妊娠月份。常见原因有胚胎染色体异常、免疫因素异常、黄体功能不足。子宫畸形或发育不良、子宫肌瘤等。该病属于中医"滑胎"、"胎萎不长"的范畴。

【单方验方】

1. 菟丝子、白术、桑叶各 15 克,桑寄生 9 克。水煎服。

2. 大枣 10 枚,苎麻根 15 克。水煎服,怀孕后每月服 2～3 剂。

3. 熟地黄、生地黄、杜仲各 15 克,续断、桑寄生各 9 克。水煎服。主治5～6 个月的堕胎。

4. 荞麦 100 克。将荞麦炒黄,水煎服,怀孕后每月服 2 剂。主治滑胎,胎动不安。

5. 杜仲、白术、大枣、桑寄生、菟丝子各 60 克,党参、茯苓、苎麻仁各 30 克。将上药研为末,制成水丸,每日 2 次,每次 6～9 克,开水送服。

6. 莲子肉（去莲心）、糯米、青苎麻根各 9 克。水煎后去苎麻根，吃莲肉、糯米并喝汤，于怀孕 5～6 个月，每日早晨服 1 剂。

【食疗】

1. 苎麻根 50 克，鸡蛋 2 个。将苎麻根水煎取汁，用其汁煮鸡蛋，食蛋喝汤，每日分 2 次服下。

2. 驴鞭 1 具。剥除驴鞭表面的黑皮和尿道，文火煮熟，切薄片随意吃，不加调料。

3. 糯米 80 克，鲜山药 90 克，杜仲 6 克，苎麻仁 15 克。将杜仲与苎麻仁用布包好，同余药共煮成粥，去药渣，经常服食。

不 孕 症

婚后有正常性生活未避孕，同居两年未受孕者称之为不孕症。婚后未避孕而从未妊娠者称为原发性不孕；曾有过妊娠而后未避孕连续两年不孕者称为继发性不孕。主要以排卵障碍和输卵管因素居多。中医称原发性不孕为"全不产"，称继发性不孕为"断绪"。

【单方验方】

1. 当归 12 克，淫羊藿 12 克，巴戟天 15 克，川断续 9 克，杜仲 9 克。水煎服。主治精血不足之不孕。

2. 韭菜子 30 克（或适量），胎盘 1 个。将上药焙焦，研为细末，每次10 克，每日 2 次，空腹开水冲服，连服数剂。

3. 紫石英 15 克，制川乌、紫豆蔻、沉香各 10 克，细辛、甘草各 6 克。将上药共研为末，炼蜜为丸，共制成 30 丸，于月经来潮时每晚服 1 丸，红糖水送下，连服 1 个月。主治宫寒不孕。

4. 党参、白术、砂仁、甘草各 10 克，陈皮、香附、乌药各 12 克。水煎服，不孕者连服数剂。主治脾虚型不孕，症见神疲乏力，食少倦怠。

5. 当归 12 克，川芎、熟地黄、紫石英各 15 克，白芍 20 克，枳实、川牛膝、菟丝子各 10 克，沉香、细辛、甘草各 3 克，黑豆 2 克。于月经来潮前 3

天将上药水煎服,每日1剂,后3天每2日1剂。

6. 红花30克,黑豆半碗,红糖60克,黄酒200毫升。将黑豆用黄酒100毫升泡软,再把红花用布包好后同黄酒、黑豆共煮到酒没了,去红花,再把红糖、黑豆拌匀,每次1汤匙,每日3次,空腹服。主治输卵管梗阻型不孕。

7. 当归18克,白芍21克,红花6克,桃仁、泽兰、穿山甲、香附各12克,枸杞30克,生地黄24克,黄芩9克。于月经干净后将上药水煎服。主治输卵管梗阻。

8. 续断、沙参、当归、益母草、香附、川芎、砂仁、陈皮、红花各10克。于行经期将上药水煎服,连服5剂。主治月经正常而不受孕者。

9. 生地黄、白芍、茯苓各15克,当归、丹皮各10克,川芎3克,吴茱萸4克,香附、陈皮、延胡索各5克。于月经来潮第1天起,将上药水煎服,每日1剂,服至月经干净为止。

10. 木香5克,丁香、小茴香、川楝子各10克,青皮、莪术、三棱各15克。水煎服。主治输卵管梗阻。

【食疗】

1. 核桃仁50克,鲜韭菜150克。同炒,加入适量食盐,味精可食用。佐餐随时食用,每日1剂。有补肾填精,调经助孕功效。

2. 海参20克,粳米100克。先将海参浸透,剖洗干净,切片煮烂,再入粳米煮成稀粥即可食用。随意经常服食。可滋肾养精助孕。适用于精血亏损而久不受孕者。

3. 韭菜300克,鸡肉100克,猪肾60克,虾米20克。将韭菜洗净,切段,炒鸡肉、猪肾、虾米,调味食用。

4. 芡实、莲子各30克,粳米60克。煮粥食用。

产后缺乳

产后哺乳期,乳汁甚少或全无,称为产后缺乳,亦称乳汁不行。本病的发生与气血不足和乳络不通有关。治疗上虚则补之,实则泻之,并佐以通乳之品。

【单方验方】

1. 王不留行 12 克,青皮 9 克,通草 9 克,穿山甲 10 克,漏芦 10 克,天花粉 15 克。水煎服。

2. 当归 15 克,黄芪 30 克,王不留行 24 克,通草 6 克。水煎服。

3. 通草 6 克,丝瓜络 12 克,猪蹄 2 只。将前 2 味药水煎,取汁,用药汁煮猪蹄,每日分 2 次,食肉喝汤。

4. 猪蹄 2 只,黄酒 200 毫升。先将猪蹄去甲、骨,切片,焙干,研为细末,再用黄酒冲服其末,每次 9 克,每日 3 次。

5. 党参 40 克,黄芪 40 克,川芎 9 克,白芷 12 克。水煎服。

6. 赤小豆 250 克。水煎服。

【食疗】

1. 鲜虾米 120 克,黄酒 250 毫升。用黄酒将虾米煮熟,趁热服下。

2. 鲫鱼 500 克。将鲫鱼加清水炖熟,连鱼带汤一起服下。

3. 大鲤鱼 1 尾,当归 12 克,黄芪 30 克。将鲤鱼洗净,去内脏和鱼鳞,与当归、黄芪同煮熟即可。佐餐食用。有补气养血通乳作用。

宫 颈 癌

宫颈癌是发生在宫颈阴道部或移行带的鳞状上皮细胞及颈管内膜柱状上皮细胞交界处的恶性肿瘤。宫颈癌是最常见的妇科恶性肿瘤之一。原位癌高发年龄为 30～35 岁,浸润癌为 45～55 岁,近年来,其发病有年轻化的趋势。本病的病因,很多资料表明与早婚、早育、多产、宫颈损伤、性生活频繁、包皮垢刺激及激素失调等多方面因素有关。临床表现早期大多无任何症状,或仅在阴道检查时,可见表浅的糜烂。一旦出现症状,多已是中晚期,最常见的是阴道出血和白带。阴道出血开始常在性交、排便、活动或检查后发生,量少,常可自行停止,晚期出血量多,白带增多,初为浆液性或黏液性,晚期为米汤样并混有血液,可有恶臭味,疼痛见于晚期表现,常伴有尿频、尿痛或血尿、排尿困难,里急后重、黏液血便;还可见贫血、消瘦等症状。中医学属于"癥瘕""五色带""阴疮""虚损"等范畴。

【单方验方】

1. 石见穿 45 克,甘草 12 克,水煎服。

2. 桔梗 6 克,升麻 3 克,黄芪 30 克,柴胡 3 克,阿胶(烊化)15 克,三七粉(冲服)3 克。水煎服。适用于宫颈癌放疗后便血者。

3. 人参 6 克,麦冬 10 克,五味子 3 克,侧柏叶炭 10 克,三七 3 克。水煎服。主治宫颈癌流血。

4. 白茅根、白花蛇舌草、赤砂糖各 50 克。水煎服,连服 14 天。用于宫颈癌放化疗后。

5. 大枣 30 克,白英 60 克。水煎服。

6. 乌药、当归、木香、茯苓、制香附、小茴香各 10 克,肉桂 3 克。水煎服。主治寒凝气滞,肝失疏泄,膀胱气化失司之宫颈癌术后小便不通。

7. 半枝莲 60 克,漏芦 30 克。水煎服,可常服。

8. 鲜凤尾草 75~150 克。水煎服,可长期服用。

9. 败酱草、仙鹤草各 50 克。水煎服。

10. 龙葵 30~60 克。水煎服。

【食疗】

1. 川贝母 15 克,健壮公兔 1 只。将贝母与兔炖熟,连汤服食。

2. 鸡蛋 3 个,泽漆 100 克。加水适量,泽漆与鸡蛋共煮,煮熟后吃蛋喝汤。

3. 白毛藤 100 克,牛肉 250 克。白毛藤水煎去渣取汁煮牛肉片,加佐料适量,肉烂即可,佐餐用。适用于宫颈癌热毒偏盛者。

4. 菝葜 500 克。浸于 3 000 毫升水中 1 小时,用文火煎 3 小时,去渣,加猪瘦肉 60 克,再煮至药液剩 500 毫升,于 1 日内分多次饮完。

5. 夏枯草 60 克,猪瘦肉 100 克。加水适量共炖汤,略加佐料,肉熟即可,吃肉喝汤。适用于子宫颈癌肝郁甚者。

6. 无花果 60 克(鲜品),鸡蛋 1 个,米酒 10 毫升,油、盐少许。无花果先加水煮汁,去药渣,把鸡蛋放入汤中煮熟,去蛋壳后再煮,再放入米酒、油、盐调味即可服食。喝汤吃蛋,日 1 次。主治湿热瘀毒型宫颈癌、胃癌、肠癌等多种癌症。

7. 鲜蘑菇 50 克。每日煮食,对早期宫颈癌有辅助疗效。

8. 萝卜 250 克,生薏苡仁 100 克。薏苡仁洗净浸泡半小时,萝卜洗净切丁与薏苡仁混合,加水蒸成饭,做主食。用于宫颈癌。

【其他疗法】

1. 轻粉 6 克,雄黄 6 克,冰片 3 克,铅粉 10 克,硼砂 15 克,川楝子 15 克。研为细末,另用蚕茧壳 1 个,挖一小孔,将药粉装入,上于宫颈糜烂处,隔日冲洗换药 1 次。

2. 红花、白矾各 6 克,瓦松 30 克。水煎,先熏,后外洗外阴部,每日 1～2 次,每次 30～60 分钟,下次加热后再用,每剂可用 3～4 天。主治早期宫颈癌。

3. 枯矾、白药各 100 克,五倍子 30 克,珍珠粉 3 克。共研细末,混匀。局部外用。主治宫颈癌,局部治疗未愈,病灶未消,带下清稀如注,气味腥臭。

4. 苦参、威灵仙、蛇床子、当归尾、狼毒各 15 克,鹤虱草 30 克。水煎。趁热先熏,待温后洗。主治宫颈癌,湿热下注,阴中作痒,白带增多。

5. 黄柏、紫草各 15 克,硼砂、枯矾、冰片、青黛各 30 克。共研细末,涂患处,或用凡士林配膏,擦患处,每日 1～2 次。可清热凉血,解毒燥湿。

❧ 子宫内膜癌 ❧

子宫内膜癌是发生于子宫内膜的一组上皮性恶性肿瘤,好发于围绝经期和绝经后女性。子宫内膜癌是最常见的女性生殖系统肿瘤之一,每年有接近 20 万的新发病例,并是导致死亡的第三位常见妇科恶性肿瘤(仅次于卵巢癌和宫颈癌)。其发病与生活方式密切相关,发病率在各地区有差异,在北美洲和欧洲其发生率仅次于乳腺癌、肺癌、结直肠肿瘤,高居女性生殖系统癌症的首位。在我国,随着社会的发展和经济条件的改善,子宫内膜癌的发病率亦逐年升高,目前仅次于宫颈癌,居女性生殖系统恶性肿瘤的第二位。子宫内膜癌在祖国医学中无专门病名,属于"崩漏"、"五色带"、"断经后再经"、"癥瘕"等范畴。

【单方验方】

1. 红苋菜 200 克。4 碗水煎至 1 碗,温服。

2. 槐覃(槐树上长的香覃)6 克。水煎服,可连续用。

3. 黑木耳 10 克。水煎服。

4. 制马钱子 0.18 克,雄黄、青黛、乌梅、硼砂、硇砂各 0.6 克。共研为细粉。每服 1.5 克,黄芪煎水送下,或开水送下,每日 3 次。主治各种晚期子宫癌瘤引起的白带异常。

5. 半枝莲 60 克,龙葵 30 克,紫草 15 克。水煎服。

6. 黄芪、当归、桑叶、生地黄各 30 克,三七末 9 克(药汁送下)。水煎服。主治子宫内膜癌、子宫肌瘤阴道出血不止。

【食疗】

1. 鲜马齿苋 60 克,白果仁 7 个。捣烂如泥,加鸡蛋清 3 个调匀,沸水冲熟。早晨空腹食。主治湿热型子宫内膜癌。

2. 黑木耳(泡发)、冰糖各 15 克,藕节 30 克,瘦猪肉末 100 克。煮食。分 2 次服。主治肝肾阴虚型子宫内膜癌。

3. 枸杞 20 克,粳米 60 克。加水 500 毫升煮粥,熟后入阿胶 20 克使其溶化,再煮 2~3 分钟。15 日为 1 个疗程。可长期服。主治术后贫血。

4. 马齿苋 30 克,白米 50 克。煮粥服食。连用 3~5 日。主治血热型子宫内膜癌,症见出血不止,色鲜红。

5. 鲜苦瓜 1 个。上端切开,去瓤,入绿茶适量,瓜悬于通风处阴干。然后将阴干的苦瓜外部洗净、擦干,连同茶叶切碎,混匀。每次 10 克,沸水冲泡,代茶饮。主治子宫颈癌、子宫内膜癌口干、口渴。

【其他疗法】

生薏苡仁 30~60 克,熟附子 5~10 克,败酱草 15~30 克。加水煎煮 2 次,分 3 次温服。药渣加青葱、食盐各 30 克,加酒炒热,趁热布包,外敷患处,上加热水袋,使药气透入腹内,每次 1 小时,每日 2 次。

卵 巢 癌

卵巢癌是发生于卵巢表面体腔上皮和其下方卵巢间质的恶性肿瘤。本病的病因从地理分布及流行病学调查来看,似乎与环境、生活条件、营养因素有关。本病的特点是发现晚、扩散快、疗效差。临床表现为早期常无自觉症状。肿瘤长得很大时,可在下腹部摸到肿块,质硬或软硬相兼,表面凹凸不平,多为双侧;也可见腹痛,有压迫感,阴道出血,或癌瘤压迫所产生的各种症状,晚期可有腹水。卵巢癌属于中医的"癥瘕"、"积聚"范畴。

【单方验方】

1. 露蜂房 20 克,蛇蜕 15 克,地龙 15 克,血余炭 10 克,棕榈炭 10 克,木鳖子 9 克。共研为细末,水和为丸,如梧桐子大,每次 10 粒,每日 2 次。用于卵巢癌中期病情稳定阶段,腹胀满或疼痛,可触及包块。

2. 铁树叶、八月札、白花蛇舌草、半枝莲各 30 克,露蜂房、白术各 9 克,陈皮 6 克,水煎服。用于卵巢癌初中期,腹胀,有积块,身热心烦,口干咽燥,在化疗期或停用化疗时均可应用。

3. 大黄 15 克,桃仁 3 克,桂枝、水蛭、芒硝各 10 克,甘草 6 克。水煎服。

4. 半枝莲 60 克,龙葵 30 克,紫草 15 克。水煎服。亦宜于恶性葡萄胎。

5. 半枝莲 60 克,龙葵、白英、白花蛇舌草、鳖甲各 30 克。水煎,日服 2 次。用于浆液性囊腺癌及原发性腺癌。

6. 党参、紫河车各 30 克,熟地黄 15 克,马钱子 4 克,甘草 6 克。共研细末,炼蜜为丸,每丸 3 克,早、晚各服 1 丸。益气养血,攻毒散结。主治卵巢癌晚期气血虚弱者。

7. 桃仁、苦杏仁、陈皮、牡丹皮、桂枝各 9 克,甘草 6 克,醋 30 克,大黄 10 克,蜜(冲服)30 克。水煎服。

8. 龙葵、白毛藤、马鞭草、蛇莓各 30 克。水煎,早、晚空腹服用。适用于卵巢癌伴有水肿者。

9. 龙葵 30 克,水煎服。

【食疗】

1. 槲寄生 30 克,红糖适量。水煎去渣取汁,加红糖调味后饮用。

2. 高丽参 10 克,黄芪 10 克,党参 18 克,山药 18 克,枸杞 15 克,薏苡仁 10 克,陈皮 5 克,桂圆肉 14 克,猪排骨 300 克或整鸡 1 只。水煮,吃肉喝汤,每次 1 小碗,每天 1 次,5 天服完。用于卵巢癌术后调理。

3. 陈皮 30 克,香附子 15 克,牛肉 500 克,葱、姜、盐适量。文火炖烂,切片食之。用于卵巢癌腹水。

4. 商陆 10 克,粳米 100 克,大枣 5 枚,清水适量。先将商陆用水煎汁去渣,然后加入粳米,大枣煮粥。空腹食用。用于卵巢癌排尿困难所致腹水。

5. 石上柏 60~120 克,猪瘦肉 60 克。水煎,喝汤吃肉,每日 1 剂。

6. 鲜核桃树枝 250 克(干品 100 克),加水 500 毫升,煮沸 30 分钟后去渣,用汤煮鲜鸡蛋 2 个,每日 1 剂,分 2 次服。

乳 腺 癌

乳腺癌是发生于乳腺小叶和导管上皮的恶性肿瘤,是女性最常见的恶性肿瘤,多发生于文化层次较高的妇女,青春期前罕见,其发病率在 20 岁以后呈明显上升趋势,发病的高峰年龄在 40~50 岁,其次是 60~70 岁。乳腺癌主要发生于女性,男性极少见,男女发病率之比约为 1∶100。乳腺癌的成因仍未完全明了,据研究结果表明,雌激素和脂肪摄入过多与发病显著相关。属于中医学"乳岩"范畴。

【单方验方】

1. 大瓜蒌 10 克,甘草 6 克,当归 6 克,乳香 3 克,没药 3 克。共研成细粉,用 3 升酒,砂锅内煎至 1 升,每日分 3 次,饭后服。

2. 香附、浙贝母、赤芍、山甲珠各 9 克,全瓜蒌、虎杖、连翘各 12 克,白花蛇舌草 18 克。水煎服。

3. 王不留行 9 克,蒲公英 15 克,瓜蒌仁 12 克,夏枯草 9 克。水煎服。

4. 人参、茯神、炒枣仁、当归各 3 克,山栀、炙甘草各 2.5 克,黄芪 4.5 克。水煎服。

5. 胡芦巴 120 克,盐、黄酒适量。将胡芦巴置于盐水中,炒干研末,每日 10 克,每日 1 次,黄酒送服。能散寒止痛。

6. 鲜小蘗根 30 克,猪瘦肉适量。水煎服。

7. 天葵 4.5 克,贝母 9 克,煅牡蛎 12 克,甘草 3 克。水煎服。

8. 六棱菊、野菊花、半枝莲各 30 克。水煎服。

9. 蒲公英、地丁各 9 克,炮甲珠 6 克,花粉 6 克,薤白 15 克。水煎服。

10. 桃仁 9 克,海藻、昆布各 12 克,石见穿、黄药子各 20 克,漏芦 15 克,葶苈子 30 克,大枣 10 个。水煎服。

【食疗】

1. 夏枯草 9 克,蒲公英 6 克,忍冬藤 9 克。煎汤,代茶饮。

2. 枸杞 15 克,茉莉花 6 克(干品),乌骨鸡 1 只(约 500 克),食盐少许。水炖熟食。用于晚期乳腺癌体质虚弱烦闷疼痛者。

3. 水发刺海参 75 克,蟹黄肉 25 克,香菜 10 克。将海参丁用开水氽透捞出沥干。锅烧热,下猪油,入蟹肉、葱、姜煸炒,用料酒烹一下,然后下入鸡汤,加海参丁、盐、味精、胡椒粉,用水淀粉勾芡淋鸡油,加香菜叶即成。治疗乳腺癌体虚者。

【其他疗法】

1. 金雪球叶 60 克,米酒 120 克。炖 30 分钟喝汤,再将渣捣烂敷患处。

2. 五倍子、乳香、没药各 60 克,鸦胆子(去壳)20 克。一起捣烂,米醋 1 250 克,慢火熬成膏,摊于布上外敷,每 2 日换药 1 次。

3. 青核桃枝、三七各 150 克,甘遂 250 克,生甘草 150 克。加水中火煎熬,煎至药渣无味,滤液去渣,用铜锅浓缩收膏,盛瓷器内加冰片少许密封。用时涂膏贴于患处胶布固定 48 小时换药 1 次。

4. 水仙花根适量。捣烂,敷患处,治乳腺癌初期。

儿 科 病 症

流行性腮腺炎

流行性腮腺炎是一种由腮腺病毒引起的急性呼吸道传染病,以发热、耳下腮部漫肿、疼痛为其临床主要特征。一年四季均可发病,冬春易于流行,学龄前儿童发病率较高。传染源为病人和隐性感染者,含有病毒的唾液或其他分泌物,直接接触或飞沫经咽部侵入易感者。一般预后良好,可伴有脑膜炎、睾丸炎、胰腺炎和其他腺体受累。患本病后一般可获终生免疫。流行性腮腺炎中医称为"痄腮",俗称"蛤蟆瘟"。

【单方验方】

1. 板蓝根、夏枯草各 20 克。水煎服,每日 1 剂,分 2 次服,连服 2～3 日。同时将蒲公英、野菊花、蚤休各 50 克研细,用醋调敷患处,每日换药 1 次。禁吃酸性食物,以免促进腮腺分泌液增多。

2. 车前草 15～30 克(鲜草 30～60 克),加水 300 毫升,煎至 150 毫升,分 2 次,每次加白酒 5 毫升同服,每日 1 剂,一般连服 3～5 日。病重者可酌加药量。

3. 青黛 1.5 克,生甘草 6 克,金银花 15 克,瓜蒌半个。酒 50 毫升,水煎温服。

4. 板蓝根、夏枯草各 60 克,紫花地丁 30 克。每日 1 剂。用于腮腺肿胀者。

5. 薄荷 6 克,黄芩 3 克。水煎 20 分钟取汁,加适量冰糖温服,每日 1 次。适用于痄腮初起。

6. 忍冬藤、夏枯草各 30 克,玄参 15 克,蒲公英 25 克。水煎服,每日 1 剂,连服 1 周。适用于本病中、后期,腮部肿痛,形成硬结者。

【食疗】

1. 鲜蒲公英 30～60 克,洗净和白糖 30 克同放罐内,加水 200～400 毫升,慢火煎开后维持 15 分钟左右,用干净纱布滤去取汁,每日分早、晚 2 次服用。

2. 绿豆 30 克,白菜心 3 个。将绿豆洗净加水煎煮,等绿豆快熟时,加入白菜心煮熟服食。每日 2 次,连服 4 日。用于疖腮初起。

【其他疗法】

1. 如意金黄散,用水调均匀后外敷患处,每日 2 次。能清热解毒,消肿止痛。

2. 六神丸 20 粒,研成粉末,用 1 个鸡蛋清均匀调成稀糊状敷患处,每日 2 次,5 日为 1 个疗程。

3. 新鲜仙人掌 2 或 3 块,除去表面芒刺和绒毛,洗净,捣烂,均匀涂于腮腺肿胀处,上面覆盖纱布,以胶布固定。每日敷药 2~3 次,一般敷4~6 次可愈。

4. 鲜萹蓄 30 克,生石灰适量,鸭蛋 1 个。将萹蓄切碎,捣烂,加入适量生石灰水,再加入蛋清,搅拌均匀,涂敷患处,每日 2~3 次,连用 2~3 日。

5. 露蜂房 30~35 克,用炭火焙烧至焦黄,凉后用香油适量调成糊状,贴于患处,每日早、晚各 1 次。

6. 紫花地丁 100 克,捣成泥状,用少量食醋调匀,贴于患处,每日1 次。

百 日 咳

百日咳是一种由百日咳杆菌引起的急性呼吸道传染病,传染性很强。其临床特征以咳嗽逐渐加重,呈典型阵发性痉挛性咳嗽,在阵咳出现深长的鸡鸣样吸气性吼声,最后咳吐出痰沫而止。本病四季均可发生,但冬春季节尤多,患者是唯一的传染源,通过飞沫传播,以 5 岁以下小儿为多见。中医称百日咳为"顿咳"。

【单方验方】

1. 大蒜 60 克,去皮,切碎,加冷水 300 毫升,浸 10 小时,取其滤液,加适量白糖,5 岁以上者,每次 15 毫升,5 岁以下减半,每小时 1 次。

2. 桑叶、天将壳、杏仁、冬瓜子各 10 克,炙款冬花 6 克,炙甘草 3

克,大蒜头 2 瓣。水煎浓水 100 毫升,每隔 2 小时服 25 毫升,加入少量冰糖,温热服。适用于 1~2 岁婴儿百日咳,迁延 1~2 个月未愈,无发热,无其他并发症,经抗生素及一般止咳药治疗未效者。服药时禁吃咸味。

3. 贝母、甘草等份。研末,每次 1.5 克,米汤送下。

4. 炒桑白皮 30 克,炒地骨皮 30 克,炒甘草 15 克。研末,加粳米 100 粒,水煎,饭后温服。

5. 麻黄 3 克,熟石膏 6 克,杏仁 3 克,甘草 3 克,细茶 3 克。水煎,分 3 次温服。

6. 炒桔梗、炒荆芥各 20 克,紫菀、白前、陈皮各 12 克。共研成细末,炼蜜为丸,每服 1~3 克,每日 2 次,开水送服。

【食疗】

1. 款冬花、冰糖各 9 克,开水冲泡,代茶饮。

2. 大米 500 克,川贝粉 9 克,冰糖 50 克。大米淘洗干净,入锅加水 3 碗,煮至米烂汤稠为止。取米汤 1 碗,加入川贝粉、冰糖,隔水煮 20 分钟即可。主治小儿百日咳伴痰稠不易咳出。

3. 鲜鱼腥草 50 克,冰糖 100 克,绿豆 15 克。鱼腥草、绿豆洗净。鱼腥草剪断,加水适量,旺火烧开后,加入绿豆,改小火煮至豆烂。滤液去药渣,加入冰糖即可。此为 1 日量,分 3~4 次服完,连服 10 天。主治小儿百日咳伴发热,咽红,咳嗽频繁。

4. 核桃仁、冰糖各 50 克,梨 1 个。核桃剥去外壳,取核桃仁(紫衣保留);梨洗净,去核去皮,切片。将核桃仁、梨片、冰糖同入锅,加水适量,同煮 30 分钟即可。趁热吃梨吃核桃仁喝汤,每日 1 剂,分 2~3 次服完。婴幼儿喝汤即可。用于小儿百日咳伴口干舌燥,大便干,身体虚弱,咳而无力者。

【其他疗法】

1. 白芥子适量。将白芥子研细末后,用开水冲好摊在布上,贴于喉部、胸部及背部,20 分钟后取下。

2. 身柱穴(在背部,当后正中线上,第 3 胸椎棘突下凹陷中)拔罐,每日 1 次。治小儿百日咳。

麻 疹

麻疹是由麻疹病毒引起的急性呼吸道传染病,临床以发热、结膜炎、上呼吸道炎等为主要症状,以皮肤出现红色斑丘疹和颊黏膜出现麻疹黏膜为其具体特征。本病一年四季均可发生,但以冬末春初为多,发病多见于小儿,现成年人发病亦有增多趋势。病毒经患者的口、鼻、眼部的分泌物或排泄物而传染他人。发病前一般有 8～12 天左右的潜伏期,整个病程 3～4 周。一般分为初热、见形、恢复三个阶段。如果出疹顺利,病后易恢复,如果毒力强,疹闭而不出,易形成麻疹内闭的合并症。患麻疹者可获终身免疫。

【单方验方】

1. 芫荽(香菜)9 克,煎水代茶;或芫荽 90 克,煮水擦身及脚心。适于疹前期。

2. 新鲜芦根(芦苇的根)100 克。将芦根洗净,切成小段,加水适量,煮沸 15 分钟即可。弃渣留汁。趁温热喝汤。每日 1 剂,分 3～4 次服完。主治麻疹初期,疹出不畅。

3. 紫花地丁 18 克,水煎,连续温服,至麻疹出透为止。

【食疗】

1. 芦根 30 克,胡萝卜 150 克,冰糖适量,水煎取汁饮用。适用于恢复期。

2. 荔枝肉 9 克,水煎,喝汤吃荔枝肉。用于麻疹初起,疹出不畅。

3. 鲜白茅根 50 克,香菜 50 克,荸荠 3 个。白茅根及香菜切成小段,荸荠削皮后切片,同入锅,加 3 碗水,煮开 10 分钟即可。趁热喝汤,代茶饮之。用于小儿麻疹,疹出不畅,发热,食欲不振,腹胀者。

【其他疗法】

1. 浮萍、苏叶、芫荽各 15 克,西河柳 30 克,水煎,用毛巾蘸药汁擦周身。治麻疹透发不利。

2. 鲜葱白、紫苏叶、鲜芫荽各 15 克，面粉 10 克。将药洗净捣烂，加面粉调和，贴敷神阙和涌泉穴，纱布固定，每日换药 1 次。治高热不退，烦躁不安，瘾疹不退。

厌 食 症

厌食症是近十几年来比较多见的消化道疾病，主要原因为喂养不当：一是婴幼儿饮食太单一，二是进食不定时、定量，三是甜食吃得太多，四是经常吃零食，而致脾胃运化功能失常所引起。患病的小儿最主要的症状是食欲不振，甚至厌恶进食。本病各个年龄都可发生，以 1～6 岁为多见，城市儿童发病率较高。其发生无明显季节性，但夏季暑湿当令，可使症状加重。一般预后良好，但长期不愈，可造成气血生化乏源，抵抗力差，易感外邪，合并贫血，甚则转为营养不良。

【单方验方】

1. 党参、茯苓、白术各 9 克，陈皮、甘草各 5 克。水煎，每日 1 剂，分 3 次服。

2. 苍术、山楂各 10 克，陈皮、鸡内金各 6 克。水煎服，每日 1 剂，分 3～4次服。用于脾运失健型厌食症。

3. 山药 10 克，焦山楂 5 克，鸡内金 5 克，白扁豆 5 克，甘草 4 克。水煎，每日 1 剂，分 2 次服。治各型小儿厌食症。

4. 建神曲 12 克，千年健 12 克，焦白术 10 克，砂仁 6 克，小茴香 6 克，丁香 1.5 克。水煎煮 2 次，药液混合，每日 1 剂，分 3 次服。治小儿厌食症脾胃虚弱型，不明原因而食欲不振，拒食严重时水也不进，有时晕倒，形体逐渐消瘦，面色苍白，语声低微，四肢发冷。

5. 茯苓 9 克，白扁豆 9 克，怀山药 9 克，白术 9 克，枳壳 5 克。水煎，每日 1 剂，分 2 次服。治小儿厌食症。

6. 太子参 30 克，枸杞 15 克，五味子 6 克，鸡内金 10 克。煎后去渣，加适量蜂蜜即可。每日 1 剂，早、晚分服。用于胃阴不足型厌食症。

【食疗】

1. 白萝卜洗净,切碎,捣烂,用洁净布绞汁 30～40 毫升,浓茶半杯,蜂蜜 15 克,和匀,蒸热,分次服完,每日 1 剂,10～20 日为 1 个疗程。用于胃阴不足型厌食症。

2. 番茄数个,洗净,用开水泡过,用干净纱布挤汁。每次 50～100 毫升,每日 2～3 次。用于厌食症。

3. 南瓜 1～2 千克,大米 500 克。将大米淘净,加水煮至七八成熟时,过滤;南瓜切成块,用油盐炒过后,将过滤的大米放在南瓜上,加入红糖适量,慢火蒸熟。随意服食,每日 2 次。主治脾失健运所致厌食症。

【其他疗法】

1. 槟榔 2 份,高良姜 1 份。共研为细末,装瓶备用。将药末填进患儿肚脐中,外用纱布覆盖,加胶布固定,每日 1 次。用于脾胃气虚证。

2. 炒神曲 10 克,炒麦芽 10 克,焦山楂 10 克,炒莱菔子 6 克,炒鸡内金 5 克。共研为细末,加淀粉 1～3 克,用白开水调成糊状,临睡前敷于肚脐部,再用绷带固定,第 2 天早上取下,每日 1 次,5 次为 1 个疗程。治小儿厌食症。

3. 取中脘、足三里、关元俞、脾俞,患儿仰卧,取口径 1.5 厘米陶罐,用闪火法在中脘、足三里留罐 5 分钟;再令患儿俯卧,同前法在脾俞、关元俞拔罐,隔日 1 次。

4. 患儿取俯卧位,先按摩背部 3 遍,使肌肉放松,再用大拇指、食指、中指三指并拢,捏取脊柱两旁肌肤,自下而上提捏,每捏 3 下将脊背皮提 1 下,每次重复 10 遍,每日 1 次,7 天为 1 个疗程,每个疗程间隔 3 天。

5. 推脾经,摩腹,掐揉四横纹,揉板门,按揉足三里,捏脊。每日 1 次,7 天为 1 个疗程。

佝 偻 病

佝偻病是由于婴幼儿缺乏维生素 D、钙等营养素,体内钙磷不足,代谢紊乱,出现以骨骼改变为主的全身性疾病,又称维生素 D 缺乏病、软骨病。为婴幼儿时期常见的一种营养缺乏性疾病。一般而言北方比南方发病率高,牛奶喂养的婴儿比母乳喂养的患病率高,太阳晒得少的婴儿也易患此病。其临床表现为患儿夜晚惊哭,多汗枕秃;囟门闭合迟缓,后脑按之呈乒乓球样有弹性;鸡胸、漏斗胸;腕部或踝部隆起呈手镯样或脚镯样;罗圈腿("O"形腿)或"X"形腿。本病应属中医"汗证"、"夜惊"、"五迟"、"五软"、"肾疳"等病证范畴。

【单方验方】

1. 龙骨、牡蛎、太子参、淫羊藿各 10 克。共研为细末,每次 0.5 克,每日 3 次。

2. 龟板、鳖甲、鸡内金、鹿角、乌贼骨各等份,共研为细末。每次 1 克,每日 2 次。

3. 川芎、山药、当归、炒白芍各 7.5 克,共研为细末,白水冲,饭后服。主治小儿牙齿长期不生。

【食疗】

1. 鸽子 1 只,杜仲 15 克,枸杞 30 克。鸽子去毛及内脏,加枸杞、杜仲煎水取汁饮,并食鸽子肉,连食 1 周。主治佝偻病,多汗夜惊,骨骼畸形,形体消瘦者。

2. 醋炒鱼骨 50 克,胎盘粉 7 克,炒鸡蛋壳 18 克,白糖 25 克,共研细末,每次 0.5 克,每日 3 次。

3. 生板栗 1 000 克,白糖 500 克。先将板栗加水煮 30 分钟,待凉后剥去外壳,放入碗内蒸 40 分钟,趁热将板栗压碎研成泥,加入白糖调匀,把栗子泥做成饼状,待凉后即可食用。可作为点心经常食用。主治小儿筋骨不强,发育迟缓,出牙、坐立、行走皆迟。

4. 虾 100 克(干品 50 克),食用油 50 克,葱、姜、糖、醋等少许。用锅加食用油炒虾,至虾皮酥脆,虾肉熟透,加入姜、葱、糖、醋,搅拌均匀即可。连皮吃虾,每日 1 次。经常食用。主治小儿佝偻病,身体虚弱。

5. 乌贼骨、白糖等量。将乌贼骨用小火焙干,研末,加入等量白糖,混合均匀。装瓶备用。每次取 0.5 克,用米汤送服,每日 3 次,经常服用。

6. 茯苓、米粉、白糖各 500 克。茯苓捣碎,研末,与米粉、白糖混合均匀,加水适量,调成糊状,煎成薄饼,随意食用。主治小儿疳积。

【其他疗法】

1. 推拿疗法:补脾胃,补肾经,揉小天心,揉中脘,摩丹田,捏脊,按揉脾俞、胃俞、肾俞,揉八髎,按揉足三里及三阴交。

2. 五加皮适量,研成细末,用酒和匀,涂在项骨上。治小儿项软。

营养不良

营养不良是小儿常见的慢性疾病,主要是因为饮食不当而导致的,如果其他疾病久而不愈,影响了消化功能也会发生营养不良。临床表现主要是形体消瘦,还可以见到面黄少华,毛发稀疏,精神不振,烦躁不宁,饮食异常,腹部胀大,皮肤干皱,大便不调。本病的发病不受季节、地区的限制。各年龄都可以发病,以 1～6 岁儿童发病率最高。本病起病缓慢,病程迁延,病久者病情亦逐渐加重,影响儿童的正常生长发育,而且容易合并其他疾病而危及生命。根据临床表现的不同,中医常称为"疳证"、"积滞"等。

【单方验方】

1. 胡黄连粉、鸡内金粉,按 1∶3 的比例混匀。每次 1～2 克,每日 3 次。

2. 藿香叶、人参、白茯苓、丁香各 3 克。研末,每次 3 克,水煎去渣,温服。

3. 当归 12 克,鸡内金 6 克,红枣(焙干去核)10 枚。共研为细末,加入白糖 100 克,每次 1.5～3 克,每日 2～3 次。用于消化不良伴贫血者。

4. 木香、枳实各 30 克,白术 60 克。研成细末,荷叶裹饭捣成丸,梧桐子大,每服 50 丸,白开水送下。治气滞食积。

5. 焦山楂 15 克,炒麦芽 30 克,炒神曲 30 克,鸡内金 15 克,白扁豆

15 克,广橘皮 15 克。共研为细末,每次每岁 1 克,每日 3 次,开水冲服。

6. 核桃 100 枚,芒硝 200 克。放入沙锅内加适量水,煮 3~4 小时,去壳吃核桃仁,每日 2 次,1 日量按年龄增减,每岁每日 1 枚。治小儿积滞。

7. 炒萝卜子、蓬莪术各 30 克,胡椒 15 克。研为细末,用面糊为丸,如黄米大,用萝卜汤送下,每服 15~20 丸。

8. 神曲、山楂炭各等份。水煎服。治小儿积滞。

9. 生山药 10 克。加适量白糖,水煎服。治小儿积滞。

10. 麦芽 15~20 克。水煎,每日服 3 次。治小儿积滞。

【食疗】

1. 鸡内金、干橘皮各 5 克,砂仁 2 克,共研细末。粳米 30~50 克煮成粥,熟时加入药末,加白糖适量服。有运脾消食,化积理气之功能。用于小儿疳积,消化不良,恶心呕吐,腹胀满等。

2. 茯苓、大米各 500 克。共研为细粉,加白糖适量备用。每次取适量,用清水搅和成糊状,做成薄饼,空腹服用。服用期间忌食米醋。1 剂为 1 个疗程。用于脾虚消化不良所致的营养不良。

3. 麦芽、谷芽各 15 克,粳米 30 克。谷芽、麦芽煎水去渣,与粳米煮粥,加适量红糖,调服。治小儿积滞。

4. 取 200 克左右活鲫鱼 1 条,去内脏,洗净,生姜 20 克,切成薄片,将生姜、橘皮 10 克,胡椒 3 克,一同用纱布包扎好,放入鲫鱼肚内,加水适量,用小火炖熟,最后取出药袋,加入葱、盐,稍煮即可。分 2~3 次空腹时温热服食。有温中暖胃,补虚散寒作用。适用于疳证见食欲不振,消化不良,体质虚弱者。

5. 鸡内金 30 克。研末,加面粉适量,做成 3 张饼,每天吃 1 张。治食积。

【其他疗法】

1. 生香附、生半夏各 4.5 克。共研为细末,加鸡蛋清和匀,用布包上,敷在患儿两涌泉穴,每日换药 1 次,连续数日。适用于小儿疳积证。

2. 生栀子 9 克。研成细末,加面粉、鸡蛋清和成 3 个面饼,分别敷贴在脐部与两足心。治小儿积滞。

3. 玄明粉 3 克,胡椒粉 0.5 克。研细拌匀,放在肚脐中,外盖纱布,用胶布固定,每日换药 1 次。治小儿积滞。

4. 枳实、木香、橘皮、莱菔子各适量。水煎,待药液温时沐浴。每日 1 次。治小儿乳食不化所致的积滞。

5. 党参、白术、麦芽、橘皮各适量。水煎沐浴。每日 1 次。治小儿脾虚积滞。

6. 生姜 300 克。洗净捣烂,冬季可入锅内炒热,装布袋内,摊放在腹部,上面放热水袋热熨 2 小时左右。治小儿积滞。

7. 麦麸 500 克。炒热,分装 2 袋,交替熨腹部,每次 1 小时,每日 1～3 次。治小儿积滞。

8. 捏脊疗法:双手的食指半屈,拇指伸直对准食指前半段,然后顶住患儿皮肤,拇食指前移,提捏皮肉。自尾椎两旁双手交替向前,推动至大椎两旁,算作捏脊 1 遍。如此反复 5 次,每日 1 次,连续 6 日为 1 个疗程。休息 1 日,再作第 2 个疗程。

小儿腹泻

腹泻以大便稀薄,便次增多,或如水样为其主症,多见于 3 岁以下的婴幼儿,年龄愈小,发病率愈高,以夏秋季多见。发病机理是脾病湿盛,脾运失职,水反为湿,谷反为滞,湿滞为害,发为腹泻。其次,腹泻还有季节性,有一种秋季腹泻通常是由轮状病毒引起的。临床特点是,每年 10～11 月份为发病高峰,生病的孩子年龄大多在 2 岁以下。起病急,一般先有发热、咳嗽、流泪等上呼吸道感染症状,1～2 天后出现腹泻,大便一天数次到数十次,像水或蛋花汤一样,大多没有特殊腥臭味。或伴有恶心呕吐。由于腹泻次数多,还可能发生水和电解质紊乱。

中医认为腹泻多由外感六淫,内伤乳食,损伤脾胃,导致运化失常的一种消化道疾病。如治疗失时或治疗不当,则可造成阴津枯竭,阳气衰惫,阴阳两伤,甚则危及生命,久而不愈,则酿成疳积病证,严重影响小儿营养、生长和发育。

【单方验方】

1. 焦山楂、鸡内金各等份。研为细末,每次 1～2 克,每日 2～3 次。用于伤食泻。

2. 炒小米 30 克,炒神曲 6 克,车前子 9 克。水煎,分 3 次温服。红糖为引。

3. 地锦草、马齿苋、铁苋菜各 15～30 克。取 1～3 味,水煎,每日分 2 次服。用于湿热泻。

4. 炒怀山药 100 克,砂仁 5 克,共研为细末,每次服 10 克,加少量开水或葡萄糖水调成糊状喂服,每日 2～3 次,平日常服。用于脾虚久泻。

5. 柏叶 3～6 克。加水煎浓汁。代茶温饮,每日 1 剂。

6. 焦术 10 克,车前子 15 克。水煎,日 3 次温服。治小儿水泻不止。

7. 肉豆蔻 15 克,生姜 3 克,胡椒 2 克。用面裹烧,共研为细末,每日 3 次,白开水冲服。治小儿夜晚腹泻。

8. 藿香 9 克,陈皮 6 克。水煎,每日 3 次,用生姜、红糖水送服。治小儿泄泻。

9. 莱菔子 3 克,生姜 6 克,灶心土 6 克。水煎,每日 3 次,用生姜、红糖水送服。治小儿吐泻。

10. 大黄、蝉蜕各等份。水煎,每日 3 次温服。治小儿泄泻。

11. 车前子或车前草 15～20 克,水煎服。

【食疗】

1. 柿饼。将柿饼烧熟吃。治溏泄。

2. 石榴皮 15 克,陈谷米(炒焦)50 克。水煎,用红糖水送服,每日 3 次。治小儿长久泻痢不止。

3. 芹菜叶。水煎服。治小儿吐泻。

4. 鲜葡萄 250 克,红糖适量。将葡萄洗净,绞取汁,放入红糖调匀。一次服完,数次即愈。

5. 石榴皮 9 克,水煎加红糖服,每日 1 剂,连用 3～7 天。适于久泻。

6. 红糖 60 克,大枣 5 枚。水煎服。

7. 茶叶 6 克,生姜 6 克。水煎,分 2 次温服。治小儿水泻。

8. 蒜瓣 10 个,红糖适量。水煎服,并吃蒜。治小儿脾虚泄泻不止。

9. 猪肝。切片,煮熟,空腹吃。治小儿泄泻。

10. 鸡蛋 1 枚,姜汁适量。水煎,每日 2 次,温服。治小儿痢疾。

【其他疗法】

1. 盐附子 10 克,捣烂,加肉桂末 5 克,敷于手足心。可用于久泻,面白肢冷,嗜睡。

2. 鸡蛋清、绿豆粉各等份。混匀,吐不止者,敷两脚心;泻不止,敷肚脐。

3. 白胡椒 1~2 粒。研成细末,填肚脐中,用胶布贴敷,每 24 小时更换 1 次,连用 2~3 次(脐部有感染或对胶布过敏者禁用)。

4. 五倍子。研细末,加陈醋熬成膏,贴在肚脐上。治小儿水泻不止。

∾ 小儿遗尿 ∾

遗尿是 3 岁以上的小儿在睡眠中不能控制而自行排尿的病证,不包括器质性病变而致的遗尿,此称为原发性遗尿症,俗称"尿床"。有些小儿在 2~3 岁已能控制排尿,但 3 岁以后又出现夜间遗尿,称为继发性遗尿。遗尿多发生在夜间,也可能发生在白天或日夜均有。中医学认为小儿遗尿与肺、脾、肾三脏有关,多为肾气不足,膀胱虚冷,病后体弱,脾肺气虚或不良习惯引起。虽然预后比较好,但会影响患儿的身心健康与生长发育。

【单方验方】

1. 白果炒香,3 岁以下,每次 3 个;5~10 岁,每次吃 5 个,每日 1 次。

2. 炒补骨脂。研为细末,每次 1.5 克,热水送服。

3. 益智仁 10 克,加醋炒后研为细末,分 3 次,开水冲服。用于肾气不足证。

4. 芍药 30 克,炙甘草 9 克,覆盆子 9 克,益智仁 9 克,山药 9 克,桂枝 3 克。水煎服。每日 1 剂,分 2 次服。气虚甚加黄芪、五味子;睡眠深不易叫醒加生麻黄、炙远志;经久不愈加芡实、罂粟壳。治肝郁肾虚型遗尿证。

5. 桑螵蛸、黄芪各 15 克,乌药、益智仁各 10 克。水煎服。

6. 炒怀山药适量,研末。每日 3 次,每次 6 克,用温开水冲服。

7. 乌梅 20 克,桑螵蛸 9 克。水煎服。

8. 鸡内金 1 个,研成末,每次服 1.5 克,用温酒送下。

9. 小豆叶,捣汁服。

10. 乌药、益智仁等份。研成末,酒煎山药末为糊丸,梧桐子大,每服 70 丸,盐酒或米饮送下。

【食疗】

1. 猪小肚 1 具,纳入西洋参 1.8～2 克,加水炖服。

2. 乌龟 1 只。乌龟肉切成小块,加少量葱、姜和盐调味,隔水炖至肉烂。当菜吃,吃完为止。隔 3～5 天再吃 1 只。病愈为止。

3. 羊膀胱 1 具,水煮熟,空腹吃。

4. 龙骨 50 克,鸡蛋 1 个。先煎龙骨,去渣,打入鸡蛋煎熟,吃蛋喝汤,睡前服。10 日为 1 个疗程。

5. 羊肉 30 克,黄芪 10 克,鱼鳔 2 个。加水 1 碗,旺火煮沸,小火炖 20 分钟,去黄芪。加盐油少许调味。吃鱼鳔、羊肉,喝汤。每日 1 次,10 天为 1 个疗程。

6. 狗肉 250 克,黑豆 100 克,文火炖煮,肉汤一次服完。

7. 核桃肉 100 克,蜂蜜 15 克。核桃肉炒至黄焦,和蜂蜜吃。治小儿久咳遗尿。

8. 韭菜根 25 克。洗净后放入干净纱布中绞取汁液,煮开。代茶饮,连服 10 日。

【其他疗法】

1. 鲜大葱根 7 个,硫黄末 45 克。先将葱根捣烂,与硫黄末拌匀,睡前填入肚脐中,用纱布固定,次日晚继用 1 次。治小儿遗尿而年龄偏大、面色苍白、怕冷属肾阳虚者。

2. 丁香 3 粒。研为细末,加米饭适量,捣成饼,贴在患儿脐部。治小儿遗尿。

3. 煅龙骨、五倍子各等份。研末,用水和匀后涂脐部,用纱布固定,第2天早晨除去。治小儿遗尿。

4. 丁香、肉桂各3克。研为细末,加米饭适量,捣成饼,每晚睡前敷在肚脐上,每日1次。

5. 用掌根揉丹田200次,摩腹20分钟,揉龟尾30次。较大儿童可用擦法,横擦肾俞,以热为度。

6. 黑胡椒粉适量。睡前放在肚脐中,用伤湿止痛膏固定。24小时后去掉或更换,7次为1个疗程。治小儿非器质性遗尿。

7. 生姜1片。采用隔姜灸列缺,以皮肤感到灼热但能忍受为度,每日1次。每次各灸双侧列缺穴30分钟,5次为1个疗程。

8. 取关元穴,用小艾炷灸关元穴,至起泡时为止。每日灸1次,痊愈即停止施灸。灸时皮肤起泡后,可在上面搽些消炎药膏或消炎粉,即可治愈。本法治疗排尿不能自禁,尿频,尿量多,伴心悸,脉浮大,按之无力等症。

❧ 小儿多汗证 ❧

汗是由皮肤排出的一种津液。小儿由于形气未充,腠理疏薄,在日常生活中,若因天气炎热,或衣被过厚,或喂奶过急,或剧烈运动,都较成人容易出汗,若无其他疾苦,不属病态。小儿汗证有自汗、盗汗之分。睡中出汗,醒时汗止者,称盗汗;不分寤寐,无故汗出者,称自汗。盗汗多为阴虚,自汗多为阳虚。但小儿汗证往往自汗、盗汗并见。

小儿多汗证,多属西医学植物神经功能紊乱,而维生素D缺乏性佝偻病及结核病,也常以多汗为主症。反复呼吸道感染,小儿表虚不固者,常有自汗、盗汗;而小儿汗多,若未能及时擦干,又易于着凉,造成呼吸道感染发病。

【单方验方】

1. 浮小麦30克,麻黄根6克。水煎代茶饮。用于自汗。

2. 麻黄根 0.9 克,蒲葵叶 0.3 克。共研末,每次以乳汁送服 0.6 克。

3. 黄芪、白术、浮小麦、麻黄根各 6 克,大枣 10 枚,牡蛎 15 克。水煎服。

4. 牡蛎粉、黄芪、生地黄各 30 克。共研为细末,每服 3～6 克,每日 2 次。

5. 枸杞 6 克,黄芪 9 克,红枣 10 枚。水煎,加糖调味,喝汤吃枸杞和红枣。连服 2～3 日。

6. 酸枣仁、人参、茯苓,研细末,每次 1.5 克,米汤送下。治盗汗。

7. 胡黄连、柴胡等份。研末,每次取 3 克,加酒煎服。治小儿自汗、盗汗、潮热往来。

8. 糯稻根 50 克,浮小麦 50 克,麦冬 12 克,地骨皮 9 克。水煎服。主治小儿盗汗,全身湿润,精神不振。

【食疗】

1. 鸭血、糯米,每日适量煮食。用于气阴亏虚证。

2. 小麦 60 克,大枣 15 克,糯米 15 克。加水 3 碗,旺火煮开,小火煮熟。喝粥吃枣,每日 1 剂,连服 5～7 剂。主治小儿病后身体虚弱,盗汗、自汗。

3. 豆腐皮 1 张,黑豆浆 1 碗。温服,每日 1 次,连服数日。

【其他疗法】

1. 龙骨、牡蛎粉适量,每晚睡前外敷。用于自汗、盗汗,汗出不止者。

2. 五倍子 5 克,朱砂 1 克。研为细末,用温水调成糊状,每晚睡前敷脐,3 日换药 1 次。

3. 甘蔗叶适量,煎水外洗,每日 1～2 次,连用 2～3 日。用于小儿多汗。

新生儿脐炎

多由断脐或脐部护理不当,感染细菌,引起局部炎症,可见局部红肿,有黏性或脓性分泌物。重者红肿明显并可形成腹壁蜂窝织炎、脓肿,进一步发展成腹膜炎或败血症。新生儿脐炎属中医"脐湿"、"脐疮"范畴。病因为邪毒侵犯脐部,邪郁化热,热盛肉腐成脓,邪毒内陷,可致神昏抽搐,或继发脐风。

【其他疗法】

1. 凤凰衣(鸡蛋壳内薄膜)适量,小火炒干研细末,撒在肚脐上,每日3次,连用2天即愈。

2. 外用茶水调如意金黄散成糊状,敷在肚脐上,每日1～3次。用于脐炎。

3. 云南白药适量涂脐部。用于脐疮渗出物为血性者。

4. 煅龙骨、枯矾各等份。研为细末,敷于脐中。2～3日即愈。

5. 黄连、黄柏、五倍子等量,共研细末,撒在肚脐上,每日1次。用于脐疮。

6. 灶心土,研末外敷患处。

7. 冰硼散适量涂脐部,每日2～3次。用于脐湿、脐疮。

鹅 口 疮

鹅口疮也称口腔白色念珠菌病,是小儿常见的口腔疾病,症状是口腔、舌上出现片状白屑,状如鹅口。本病一年四季都可以发病,婴幼儿较常见,尤其是新生儿及久病久泻、体质羸弱的乳儿更常见。一般症状轻微,预后良好。

【单方验方】

1. 生大黄6克,黄连1克。开水浸泡取汁口服。

2. 蝉蜕3克,冰糖4克。水煎,分3次温服。

3. 板蓝根7.5克,薄荷2克,生山栀3克,黄柏4.5克。水煎服,每日1剂,分2次服用。用于心脾积热证所致鹅口疮。

4. 蒲公英10克,绿豆30克,冰糖适量。先将蒲公英煎煮取汁,绿豆煮烂成糜粥,加入药汁、冰糖即成。用于心脾积热证所致鹅口疮。

【其他疗法】

1. 细辛 3 克。研细末撒在肚脐内,用胶布覆盖固定,2 日后去掉。治鹅口疮。

2. 西瓜皮,洗净晒干,研末,撒在患处,每日数次。

3. 珍珠粉 0.3 克,撒于患处,数次即愈。

4. 桑皮汁,胡粉。和匀,涂于患处。

5. 橄榄 1 个,火煅存性,研成细末,用水调擦患处。

6. 五倍子 1 个,白糖适量。五倍子开口装入白糖,沙锅焙干,研细末,用香油调搽。

7. 鸡蛋壳 1 个。烧灰研末,搽在患处。

8. 肉桂、附子各等量,共研细末,加面粉适量,以高粱酒调成饼状,外敷足心涌泉穴处,每日换药 1~2 次。用于虚火上浮证。

9. 金银花、黄连、甘草各 3~5 克,煎汤。每日擦患处 3~5 次。

10. 生天南星,去皮脐研末,用醋和匀,涂在脚心。

五官科病症

外耳道疖肿

外耳道疖肿是外耳道毛囊或皮脂腺的化脓性细菌感染,多发生在外耳道外 1/3 的软骨部,又称局限性外耳道炎。好发于夏秋季,病原菌中以葡萄球菌多见。外耳道疖患者耳痛剧烈,常影响张口、咀嚼及睡眠,重症者可有低热、便秘、周身不适。病人有张口受限,牵引耳郭,压迫耳屏时可加重痛感。故检查时动作要轻柔,以免加重病人痛苦。中医学称为"耳疖"、"黑疔"、"肾疔"。

【其他疗法】

1. 海螵蛸、白及、轻粉各 9 克。共研为细末,涂在患处。
2. 荔枝(煅存性),研成细末,用麻油和匀。敷在耳外侧。
3. 鲜菊花叶,捣汁,滴入耳内,隔 3 小时滴 1 次。或加冰片五厘,和匀滴入亦可。适于耳疖初起,剧烈疼痛,或弥漫性外耳道炎。
4. 黄柏 25 克,马齿苋 50 克。共研为细末,用麻油和匀,涂在患处。用于耳内外生疮。

中 耳 炎

中耳炎俗称"烂耳朵",是鼓室黏膜的炎症。病菌进入鼓室,当抵抗力减弱或细菌毒素增强时就产生炎症,表现为耳内疼痛(夜间加重)、发热、恶寒、口苦、小便黄、大便秘结、听力减退等。中耳炎有化脓性和非化脓性两类,每类又分急性和慢性两种。急性化脓性中耳炎是中耳鼓膜因化脓性致病菌侵入而引起的急性感染,好发于儿童,常见的致病菌有链球菌、葡萄球菌等。本病的临床表现为发热,全身不适;由于中耳黏膜充血,炎性分泌物不断增加,耳痛加剧,呈搏动性跳痛,可放射至颞部或半侧头面;化脓性中耳炎在鼓膜穿孔后,有大量脓液流出,耳痛和发热好转;可发生听力减退,若病变加剧,听力可明显下降,伴有耳鸣;局部淋巴结肿大。属于中医学"耳胀"、"风聋"、"脓耳"、"耳疳"等范畴。

【其他疗法】

1. 鲜仙人掌、鲜蒲公英各 200 克。捣烂取汁。用双氧水棉球反复擦净耳内分泌物后,滴入药液,每日 2～3 次,每次 2～4 滴。适用于急性卡他性中耳炎,症见耳道有黏稠分泌物或脓液流出,鼓膜松弛部有穿孔,周围充血。

2. 川黄连 40 克,枯矾 40 克,黄柏 32 克,紫草 32 克,煅龙骨 15 克。共研极细末,过七号筛。用过氧化氢棉签清洁外耳道,将少许药粉吹入耳内,每日 1 次,10 日为 1 个疗程。并配合托里消毒散(党参、黄芩、茯苓、川芎、当归、白芍、白芷、桔梗、皂角刺各 10 克,金银花 15 克),每日 1 剂,水煎服。主治慢性中耳炎。

3. 蚕茧 10 个,冰片 0.15 克。将茧壳剪碎,煅存性,加入冰片,共研极细末。用药前,先以棉签蘸双氧水清洗耳道,然后再将药粉吹入耳内。每日 2 次。主治化脓性中耳炎,肝肾阴虚证。

4. 鲜生地黄、鲜败酱草。捣烂取汁,每日滴耳 3～5 次。治疗化脓性中耳炎。

5. 取石榴花或芙蓉花适量,焙干后研粉,吹入耳内。每日 1～2 次。用于急、慢性中耳炎。

6. 鲜虎耳草(又名金丝荷叶),捣烂取汁,或加冰片少许,滴入耳内,每日 3 次。用于中耳炎初起,剧烈疼痛。

7. 胡桃油。滴入耳内,或加冰片少许。每次 2～3 次。用于中耳炎耳内流脓、流水。

8. 鱼脑石 25 克,煅存性,研末,加冰片 1.5 克,吹入耳内,每日 2 次。在上药以前,须将耳道内脓液拭净。治疗中耳炎耳内流脓、溃烂,日久不愈,发臭者。

9. 枯矾 2.5 克,硼砂 5 克,冰片 1.5 克。共研为细末,用香油调匀滴耳中,每日 3 次。在上药以前,须将耳道内脓液拭净。治疗慢性化脓性中耳炎。

10. 鲜薄荷叶,捣汁,滴入耳内,每日 3 次,每次 3～5 滴。治疗急性鼓膜炎。

梅尼埃病

梅尼埃病又称膜迷路积水,是由于内耳膜迷路水肿而致发作性眩晕、波动性耳聋和耳鸣为主要表现的内耳疾病。一般为单耳发病,青壮年多见。病因不明,可能与先天性内耳异常、植物神经功能紊乱、病毒感染、内分泌紊乱、盐和水代谢失调等有关。目前普遍认为内淋巴回流受阻或吸收障碍是主要的致病原因,主要临床表现为发作性眩晕、波动性耳聋、耳鸣。属于中医"眩晕"范畴。

【单方验方】

1. 生代赭石 45 克,夏枯草、车前草各 18 克,水煎服。每日 1 剂,煎服 2 次。治疗内耳眩晕症。可以平肝化痰。

2. 桂枝、甘草、生姜各 9 克,白术、半夏、橘皮各 12 克,茯苓、泽泻、生龙牡各 18 克,水煎服。主治眩晕,证属水饮内阻,清阳不升。

3. 熟附片(先煎)、生白术、茯苓、白芍、制半夏各 9 克,明天麻 4.5 克,钩藤(后下)12 克,炒川芎、陈皮各 6 克,生姜 3 克。水煎服。用以温阳健脾,祛痰息风。主治梅尼埃病,症见头晕剧烈,天旋地转,胸闷呕恶。

【食疗】

向日葵盘 1 个,鸡蛋 2 个,白糖 10 克。向日葵盘、鸡蛋同煮至蛋熟,去壳去渣,加入白糖。每日早、晚各 1 次服食。可以益气养血,主治眩晕。

【其他疗法】

取曲池、足三里等穴,拔罐,隔日 1 次。治眩晕。

耳　　鸣

耳鸣是指在无任何外部声音存在时,仍然感觉到有声音。它通常被称为"耳内的铃声",虽然也有许多人听到的是嗞嗞声、隆隆声、哨音声等。

耳鸣可以是断断续续的,也可以是持续不断的,单音或者重音。音量可以是很轻微的,也可以是非常响亮的。中年人耳鸣主要是因为听觉系统的老化引起的,而且随着年龄的增长,耳鸣的发生率不断增高。高血压、动脉硬化以及颈椎骨质增生等也是耳鸣的原因;过量的烟、酒、茶和咖啡,尤其用过对听神经有损害的链霉素、庆大霉素、阿司匹林等药物也可引起耳鸣。因此耳鸣患者应去医院作全面检查,特别是纯音听力、声阻抗、电反应测听以及必要的 CT 检查,以排除上述疾病所造成的耳鸣。患有持续耳鸣,特别是单侧持续耳鸣的患者,一定要请专科医师诊治,这种耳鸣可能是某种疾病的早期症状。

【单方验方】

1. 柴胡 30 克,香附 20 克,川芎 15 克,黄柏 6 克。加水 800 毫升,煎至 400 毫升,煎服 2 次,每日 1 剂,连服 7~15 天。主治后天性及老年性耳聋。

2. 骨碎补 8 克,柴胡、香附、川芎、石菖蒲、广郁金各 10 克。水煎服 2 次,每日 1 剂。此方为王清任所创通气散加味方。

3. 黄芪 50 克,桃仁 10 克,赤芍 10 克,当归尾 6 克,地龙 6 克,红花 5 克。每日 1 剂,早、晚煎服。5 剂为 1 个疗程。连服 3~4 个疗程。

4. 升麻、柴胡、菖蒲各 3 克,漏芦 6 克,路路通、葛根、马兜铃、丹参、益母草各 10 克。水煎服。功效升清化浊,养血通窍。主治耳鸣耳聋。

5. 黄芩叶 6 克,茶叶 10 克,菊花 6 克。泡茶,频频饮用。可清热泻火。

鼻 炎

鼻炎是一种鼻腔黏膜的炎性疾病。一般包括急性鼻炎、慢性鼻炎、萎缩性鼻炎、过敏性鼻炎等。急性鼻炎常因感冒引起;慢性鼻炎则多为急性鼻炎反复发作或治疗不彻底,或外界不良刺激所造成;过敏性鼻炎为一种变态反应性疾病。一些疾病如贫血、糖尿病、风湿病、结核病、慢性便秘等也可引起本病。其临床表现为初起鼻内有干燥感及痒感,伴有全身不适,或有低热;渐渐出现鼻塞,流大量清水鼻涕,嗅觉减退;以后鼻涕转为黏液脓性,不易擤出;有些患者可伴有头痛、头昏、说话鼻音重等症状。急性鼻炎由病毒感染所致,相当于中医的伤风、感冒。而慢性鼻炎常无明显的致病微生物感染,属于中医学"鼻窒"范畴。

【单方验方】

1. 苍耳子,焙干后研末,每次服 2.5 克,每日 3 次。以 20～30 天为 1 个疗程。

2. 辛夷、薄荷、桔梗、白芷各 6 克,金银花 12 克,浙贝母、苍耳子、知母、黄芩、桑白皮各 9 克,百合 12 克。水煎服。用以祛风清热,排脓养阴。主治鼻炎。

3. 柴胡 3 克,防风 6 克,黄芪、诃子肉、干地黄、乌梅、豨莶草各 10 克,蜂蜜 30 克。水煎服。如见畏寒怕冷、苔白脉细等寒象者,加细辛、荜茇;清涕甚多者,加石榴皮、益智仁;反复发作,难以根治者,加重黄芪、柴胡、防风用量适当。

4. 龙胆草 3 克,辛夷 6 克,薄荷 8 克,山栀、白芷、苍耳子各 10 克,芦根 30 克。水煎服。用以清热泻火,通窍降浊。主治黄涕证。

5. 肉桂 3 克,乌药 6 克,益智仁、山药、太子参、诃子、鱼脑石(煅)、百合各 10 克。水煎服。用以益气温肾,固摄收涕。主治多涕证。

6. 乳香、没药、菖蒲各 3 克,丹参、白芷、红花各 6 克,归尾、桃仁各 10 克,水煎服。用以活血化瘀。主治慢性肥大性鼻炎。

【食疗】

1. 雪花梨 1 个,百合 10 克,麦冬 10 克,冰糖 6 克,蜂蜜适量。梨、百合、麦冬煮好去滓,加糖及蜂蜜,浓缩成膏。每次 15 克,每日 2 次,热开水冲服。

2. 黄芪 60 克,白术 20 克,防风 20 克,家鸡 1 只(1～1.5 千克)。先将家鸡宰杀,去毛及内脏,将上 3 味药放入鸡腹中,炖熟,食鸡喝汤。

【其他疗法】

1. 鹅不食草 15 克,微炒,研为细末,取少许吹鼻,每日 2～3 次。用于慢性鼻炎、鼻塞,分泌物增多。

2. 苍耳子、辛夷各 15 克。水煎,煎取浓汁,等凉后滴鼻,每日 3～4 次。用于慢性鼻炎、鼻塞,分泌物增多。注:滴鼻液要当天配制,最多用 2 天,因日久易坏。

3. 薄荷 1.5 克,硼砂 3 克,共研为细末,用纱布包上,塞入鼻中。治疗过敏性鼻炎。

4. 野菊花,放在蜂蜜内隔水蒸,冰片研为极细末,与蜂蜜和匀,取少许涂在鼻腔。每日 3 次。治慢性鼻炎。

5. 鲜玉米须 125 克,当归 30 克。将玉米须晒干,炒焦,与当归共研末,取少许吹鼻。治慢性鼻炎。

6. 取毛茛叶捣烂,装入布袋,时时嗅闻。

7. 用手指用力按压神庭穴(前发际正中直上 0.5 寸处)半分钟左右,一般鼻子可通气;若无效,再用拇指尖按压双侧迎香穴(鼻翼外缘中点旁鼻唇沟中)各 3～4 次,然后再摩擦鼻翼产生热感为止。

8. 用 1 只小口茶杯,盛半杯热开水,放于鼻下或口下,吸入蒸汽,根据温度高低掌握吸入的深度,尽量深吸,每次持续 10～20 分钟。

9. 干姜末少量,蜜蜂调和,稍硬一点,塞鼻中。

鼻 窦 炎

鼻窦炎是一种常见病,是由于致病菌侵入鼻腔及鼻窦黏膜,引起黏膜充血,水肿所致。鼻窦炎有急性慢性之分。急性鼻窦炎多由肺炎双球菌、链球菌、葡萄球菌及大肠杆菌等化脓性细菌所感染;慢性鼻窦炎多由急性鼻窦炎日久不愈迁延而成。过度疲劳、受凉、营养不良、维生素缺乏以及一些疾病,如贫血、内分泌功能不足(如甲状腺、脑垂体或性腺功能减退)、流感、麻疹等均可诱发本病。属于中医学"鼻窒"、"鼻渊"等范畴。

【单方验方】

1. 白芷 15 克,薄荷、辛夷各 7.5 克,苍耳子 3.6 克,黄连 3 克。共研末,每次 6 克。饭前用大葱煮水调服。主治鼻内流浊涕。

2. 柴胡、黄芩、木通各 5 克,山栀、菊花、枳壳、苍耳子、知母各 10 克,甘草 3 克。水煎服。另服藿胆丸,每日 2 次,每次 5 克。用以清泄肝胆,化浊通窍。主治化脓性鼻窦炎。

3. 柴胡、辛夷各 3 克,当归、焦山栀、浙贝母各 9 克,玄参 30 克。水煎服。适用于鼻流浊涕,色黄腥臭,嗅觉减退,鼻塞等症。服药期间应忌食辛辣荤腥之物。

4. 鱼腥草 25 克,水煎服。或用鲜品捣汁,滴入鼻内。治疗鼻窦炎,鼻流臭脓。

【食疗】

1. 苍耳子 10～15 克,粳米 50 克。苍耳子慢火炒黄,加水适量,煎煮 20 分钟,取汁去渣,加粳米煮至粥熟。每日 2 次温服(苍耳子有小毒,不宜久服)。

2. 辛夷 30 克,羊肝 50 克,将羊肝焙干,与辛夷共研为细末,每次服 1～2 克,每日 3 次,饭前服用。

【其他疗法】

1. 葱白适量,捣烂绞汁,晚上用盐水清洗鼻腔后,用棉球蘸葱汁塞于鼻内,左右交替。

2. 川郁金、川芎、青黛、薄荷、小黄米各 1 克,研为细末,每次少许,口含冷水,搐鼻中。

3. 牵牛花适量,捣烂后塞鼻孔内,每日 2～3 次。

鼻 息 肉

鼻息肉是一种常见鼻病,多发于成年人,是鼻腔和鼻窦黏膜极度肥厚、水肿形成的。鼻息肉产生的原因至今尚不够清楚。但过敏反应(过敏性鼻炎、哮喘、食物过敏)和感染(鼻炎、鼻窦炎、上呼吸道感染)是其发病的两个重要因素。鼻息肉本身不是肿瘤,但是鼻息肉长期存在,鼻腔长期受到刺激,常常复发。中医学称为"鼻痔"。

【单方验方】

荆芥穗,研成细末,每服 9 克,生姜汤送服。主治风热引起的鼻痔,鼻流浊涕不止。

【其他疗法】

1. 藕节 1 节,烧灰存性,吹入鼻中。
2. 白矾、猪油。白矾烧后研细末,用猪油和匀。用棉花裹住塞入鼻中。
3. 硇砂 5 克,冰片 0.5 克。研为细末,涂在患处。
4. 香菜适量,捣烂,塞入鼻孔。

鼻 出 血

鼻出血又称鼻衄,多因鼻腔局部病变引起,也可由全身疾病所引起,出血部位大多数在鼻中隔前下部的易出血区,其常见的原因包括局部黏膜糜烂、鼻中隔偏曲、鼻咽癌及高血压、动脉硬化症、肾炎、血液系统疾病等。中医称为"鼻衄"。

【单方验方】

1. 地骨皮 30 克,地锦草 30 克,甘蔗皮 100 克。水煎,煮开后 20 分钟即可。每日 1 剂,煎服 2 次,连服 7 天。适用于鼻衄反复发作,久久不愈之症。
2. 马鞭草 1 握,捣汁,用冷水 100 毫升送服。主治鼻衄。
3. 白茅根 50 克,水煎,药液放凉后服。亦可加藕节 25 克同煎服。
4. 大、小蓟各 25 克。水煎服。
5. 大黄(研末)10 克,生地黄 15 克。生地黄水煎,用药液送服大黄末。治鼻衄内热重,便秘。

【其他疗法】

1. 甲鱼头(烧灰)21 克,血余炭 9 克,炒焦,研为细末,吹入鼻中。

2. 生萝卜,捣汁,仰头滴入鼻中;或喝下萝卜汁。

3. 大蒜 1 个,捣成泥,贴在脚心。

4. 鲜菊花叶、鲜龙脑叶、鲜小蓟、青蒿叶、石榴花瓣等,任选 1～2 种,捣烂,塞入鼻中。

5. 马勃适量,塞入鼻孔。

咽　　炎

咽炎是咽黏膜及其淋巴组织的炎症。急性咽炎常为上呼吸道感染的一部分,多由病毒感染引起。主要致病病毒是柯萨奇病毒、腺病毒和副流感病毒。由细菌感染引起者,致病菌多为链球菌、葡萄球菌和肺炎球菌。属于中医学的"风热喉痹"、"风毒喉痹"。

【单方验方】

1. 蝉蜕 20 克,木蝴蝶 20 克。用开水浸泡 20 分钟后,代茶饮。

2. 生丝瓜(以新摘的为佳)3 条。切片,放入大碗中捣烂,取汁,每次喝 1 杯。用治咽炎、扁桃体炎及咽喉疼痛。

3. 藏青果 2～3 枚,捣碎取汁,用凉开水送服。治咽部肿痛。

4. 薄荷 7.5 克,牛蒡子 15 克,甘草 5 克。水煎服。也可单用牛蒡子研末,每次 5～10 克,每日 2 次,开水调服。主治急性咽炎,扁桃体红肿。

5. 玄参 15 克,桔梗 2.5 克,绿萼梅花 5 克,橘皮 10 克,甘草 5 克。水煎服。主治慢性咽炎,咽干而痛。

6. 乌梅 6 克,薄荷、绿茶、甘草各 3 克。用开水泡后频服,每日 1 剂。治疗慢性咽炎。15 天为 1 个疗程。可服 1～3 个疗程。

7. 山豆根、射干各 5 克。水煎服。治疗咽喉痛。

【食疗】

1. 苋菜 150 克,白糖 50 克。将苋菜洗净,捣烂取汁,加白糖调匀。日服 2 次。用治咽喉痛、扁桃体炎。

2. 水发海带 500 克,白糖 250 克。将海带切丝,煮熟,捞出,拌入白糖腌渍1天后即可食用。每日2次,每次50克。用以软坚散结。用治慢性咽炎。

3. 酸梅10克,橄榄50克,白糖适量。将酸梅及橄榄放入沙锅内浸泡1天,然后煎煮,服用时加白糖调味。可以清热消肿,止咳化痰。用治急性扁桃体炎、咽炎等。

【其他疗法】

1. 薄荷5克,西瓜霜10克,甘草20克,冰片1克。共研为细末,吹患处。主治急性慢性咽炎,咽部红肿疼痛。

2. 取六应丸、六神丸适量,用水溶成药液,涂在咽喉处。每日1次,3周为1个疗程。治慢性咽炎。

3. 冰硼散、喉症散任选一种,涂抹咽部,每日数次。每次用药前,先用淡盐水漱口。治急性咽炎。

扁桃体炎

急性扁桃体炎是腭扁桃体的一种非特异性急性炎症。10～30岁之间的青年人易发此病,50岁以上者少见,本病多发于春秋两季,临床分为急性充血性扁桃体炎和急性化脓性扁桃体炎。一般认为,急性充血性扁桃体炎由病毒所引起,全身及局部症状较轻,临床表现有咽痛,发热,但热度不高,病程3～4天;急性化脓性扁桃体炎主要由溶血性链球菌引起,临床表现较重,一般咽痛明显,吞咽时加重,全身酸痛不适,发热,可达39～40℃,病程约1周,有时可引起扁桃体周围炎或扁桃体周围脓肿。属于中医学"乳蛾"、"喉蛾风"、"烂乳蛾"等范畴。慢性扁桃体炎是腭扁桃体隐窝及其实质的慢性炎症。属于中医学"虚火乳蛾"、"阴蛾"、"慢蛾"等范畴。

【单方验方】

1. 荆芥10克,薄荷10克,黄芩12克,连翘15克,板蓝根30克,玄参15克。水煎,每日1剂,分2次服。治疗急性化脓性扁桃体炎。

2. 生丝瓜(以新摘的为佳)3条。切片,捣烂取汁,每次喝1杯。可以清热解毒,消肿止痛。用于咽炎、扁桃体炎及咽喉疼痛。

3. 薄荷(后下)7.5克,玄参20～40克。水煎服。

4. 山豆根15克,桔梗7.5克,玄参15克,马勃5克,甘草5克。水煎服。治疗慢性扁桃体炎。

5. 紫荆皮15克,草河车10克,大贝母15克,甘草5克。水煎服。主治扁桃体周围脓肿初起、喉痛。

【食疗】

1. 金银花30克,野菊花30克,鲜豆腐200克。豆腐加清水适量煲汤,再放入银花、野菊花同煮10分钟,用食盐少许调味,喝汤(豆腐可吃可不吃)。

2. 鲜白萝卜1个,青果10个,冰糖少许。上3味煮水,代茶饮,日服2次。可以清热、消肿。用治扁桃体红肿发炎。

【其他疗法】

1. 取六神丸10粒研碎,涂在患处。每日3次。治急性扁桃体炎。

2. 火碱5克,硼砂3克,雄黄1.5克,冰片0.5克。共研为细末,用笔管轻吹患处,每隔两小时1次。主治扁桃体周围脓肿化脓而未破溃者。

3. 硼砂、玄明粉(或西瓜霜)各25克,朱砂3克,冰片2.5克。共研为细末,吹患处。

喉　炎

急性喉炎是喉黏膜的急性炎症,常为急性上呼吸道感染的一部分,可继发于急性鼻炎及急性咽炎。常发于冬春两季。若防治不当,可演变为慢性喉炎。属于中医学"急喉喑"、"暴喑"等范畴。慢性喉炎是指一般性病菌感染所引起的慢性炎症。属于中医学"喉喑"范畴。

【单方验方】

1. 板蓝根60克,白矾5克,薄荷10克。水煎,代茶频频饮服,每日1

剂。具有清热解毒,利咽降火功能。对急性喉炎疗效较好。

2. 薄荷 10 克,杏仁 15 克,桔梗 10 克,胖大海 10 克。水煎服。主治急性喉炎。

3. 沙参、甜桔梗各 75 克,诃子肉 100 克,硼砂 12.5 克。共研为细末,蜜制成丸,每丸重 10 克,每次服 1 丸,每日 2～3 次,含化咽下。主治慢性喉炎,声音嘶哑。

4. 牛蒡子 15 克,生甘草 10 克,蝉衣 5 克。水煎服。主治急性喉炎,咳嗽喉痛,声音不扬。

5. 诃子肉 60 克,苦桔梗 60 克,甘草 60 克,凤凰衣 30 克,冰糖 250 克。共研为极细末,另取冰糖 250 克,加热熔化,加入药末,做成药丸。频频含服。主治声音嘶哑。

【食疗】

1. 苋菜 150 克,白糖 50 克。将苋菜洗净,捣烂取汁,加白糖调匀。日服 2 次。用治咽喉痛、扁桃体炎。

2. 茶叶(绿茶)5 克,蜂蜜适量。用沸水泡茶,凉后,加入蜂蜜调匀,频频含服。一般当日见效,2～3 日即愈。

牙　痛

牙痛是一种常见疾病。其表现为:牙龈红肿、遇冷热刺激痛、面颊部肿胀等。牙痛大多由牙龈炎和牙周炎、龋齿(蛀牙)或折裂牙而导致牙髓(牙神经)感染所引起的。牙龈炎是常见的牙周组织疾病。是由于不注意口腔卫生,牙齿受到牙齿周围食物残渣、细菌等物结成的软质的牙垢和硬质的牙石所致的长期刺激,及不正确的刷牙习惯或维生素缺乏等原因所造成。菌斑、炎症被认为是牙周病的病因。属于中医的"牙宣"、"齿动摇"、"齿豁"等范畴。龋齿也称为蛀牙,是儿童最常患的疾病。研究显示,蛀牙率上升是由于含糖食物和饮料的消耗量增加所致。中医认为牙痛是由于外感风邪、胃火炽盛、肾虚火旺、虫蚀牙齿等原因所致。

【单方验方】

1. 菊花叶一把,捣烂,绞汁,每服 15～20 克。用于牙龈肿疼。

2. 白芷、知母各 15 克,石膏 20 克。水煎服。治齿龈炎,内有积热。

3. 玄参、生地黄、牛膝、生石膏(先煎)各 25 克。水煎服。治疗齿龈炎,虚火上升。

4. 熟地黄 20 克,骨碎补 15 克。水煎服 2 次。本方能补肾固齿。适用于肾虚牙痛。

5. 生地黄、麦冬、牛膝各 12 克,知母 10 克,生石膏、玄参各 30 克。水煎,煮开后 20 分钟即可,煎服 2 次。治疗胃火牙痛。适用于牙龈肿痛,或伴有口渴,大便干或秘结等症。

6. 生甘草 1.5 克,升麻、葛根、赤芍药各 3 克。水煎服。主治牙痛及牙龈肿胀等症。

【食疗】

1. 老丝瓜 1 个,菜油、盐、味精各适量。丝瓜切成小块,加油、调料做成汤服。

2. 苍耳子 6 克,鸡蛋 1 个。将苍耳子焙黄去壳,把苍耳子仁研细与鸡蛋 1 个和匀,不放油盐,炒熟食之。每日 1 次,连服 3 剂。治疗龋齿、牙髓炎、牙周炎、急性牙周脓肿等引起的牙痛。

【其他疗法】

1. 骨碎补 100 克,慢火炒,研末,擦齿。

2. 细辛 3 克,川椒 10 克,升麻 10 克。水煎,含漱。治牙周炎、牙痛。

3. 白矾 6 克,花椒 6 克,食盐 1 克。共研为细末,牙疼时抹患处。本方有抗菌作用,对龋齿引起的牙痛效果很好。

4. 雄黄、明矾各 0.9 克,牙硝 3 克,冰片 0.1 克。共研为极细末,擦患处。

5. 花椒 1 粒,纱布包,放在痛牙处咬定。治牙痛,或蛀牙痛。

6. 五倍子 3 个。取壳,研细末,擦患处,或放蛀孔内。用五倍子 5 克煎汤含口内亦可,10 分钟后吐出,重复 3～4 次。主治蛀牙痛。

7. 大黄末适量,用湿棉球蘸药末塞入鼻中。

口腔溃疡

口腔溃疡又称为"口疮",是常见的口腔黏膜溃疡性损害。营养不良、口腔不洁、机体免疫力低下等诱因可使细菌易于侵入而发病。患者主要临床表现为口腔黏膜或唇舌处出现淡黄色溃烂点,圆形或椭圆形,直径一般 2～3 毫米或更大。该病多数发生在 20～50 岁之间,发病时多伴有便秘、口臭等现象。该病为病毒感染所致。当人们被感染后,病毒即存在体内,藏在表皮下的血管,并在细胞核中繁殖,当身体免疫系统异常时,这些病毒会特别活跃,病情也会明显恶化。属于中医学"口疮"、"口疡"、"口破"等范畴。

【单方验方】

1. 玉竹 9 克,天冬 9 克,干地黄 9 克,黄柏(盐水炒)4.5 克,砂仁 3 克,炙甘草 3 克,蜂蜜适量。水煎服。主治口腔溃疡,症见口腔溃烂,舌痛,有时咽部溃疡,头、面、牙均有阵发性疼痛,头部发热等。

2. 芦根、白茅根各 75 克,玄参 15 克。水煎,分数次服,小儿酌减量。主治口腔炎,有出血症状。

3. 木通 7.5 克,生地黄 15～25 克,生甘草 5 克,竹叶 20 片。水煎服。主治口疮,小便黄而短少。

4. 大青叶 20 克,淡竹叶 15 克,生石膏(先煎)25 克。水煎服。主治口内生疮(疱疹及溃疡),烦渴。

5. 野蔷薇适量,煎浓液含口中,慢慢咽下亦可,每日 3～6 次。注:冬天用根,夏天用茎叶。此方中亦可加入冰片少许。主治口舌生疮,日久不愈,不能饮食。

【食疗】

西瓜 1 个。榨取汁液,频频服用。

【其他疗法】

1. 玄明粉 5 份,川黄连 3 份,细辛 1 份,冰片 1 份。将前 3 味药共研为细末过 7 号筛,再加冰片研匀。先用乙醇清洗脐部,用本品 1～2 克,放进脐中,胶布固定,每日 1 次,7 日为 1 个疗程。主治复发性口腔溃疡。

2. 吴茱萸适量,研细,用醋调成糊状,敷于两脚心涌泉穴,包扎以防脱落,2～3 日换药 1 次。主治口腔溃疡。

3. 硼砂末 10 克,蜂蜜 50 克。和匀涂患处。或加煅石膏末 5 克或加甘草末 2.5 克同用。主治口疮、鹅口疮及口角炎。

4. 石榴皮,炒成炭,研末,搽口内,每日 2 次。主治小儿口疮及口内诸疮出血。

5. 薄荷叶 7.5 克,黄柏 5 克,硼砂 5 克,冰片 0.25 克。共研末,干搽患处,含化片刻,将痰涎吐出。每日搽数次。亦可单用黄柏粉末用蜂蜜调后搽于患处。

6. 黄柏、石膏各 5 克,冰片 0.5 克。共研为细末,香油调敷患处。治口角疮。

7. 银花 15 克,紫草 9 克,菊花 12 克,蒲公英 15 克,生甘草 4.5 克,水煎,含漱。治急慢性口腔炎,口舌糜烂。

口 臭

口臭是指自口腔散发出一种难闻的气味。口腔牙齿疾患、消化道疾病、食用有气味食物等均可引起口腔异味。

【单方验方】

1. 鲜芦根 60 克,生石膏 60 克,山药粉 60 克。将前 2 味药用水煎取汁 100 毫升,用此药液冲服山药粉,每日 2 次,饭前服。用于胃火炽盛,脾阴不足引起的口臭、口舌生疮。

2. 茶叶 10 克,将茶叶放入口中咀嚼 3 分钟,然后用清水漱口,每日 3 次。对牙龈炎引起的口臭有较好的疗效。

3. 鲜荷叶、鲜藿香、鲜佩兰各 9 克。水煎取汁,代茶频饮。有芳香开胃,除口臭作用。

4. 丁香 1～2 粒,口含,可除口臭。

麦 粒 肿

麦粒肿俗称"针眼"、"偷针眼",是指眼睑生小硬结,红肿疼痛,形似麦粒,易于溃脓的外障眼病,其多数是由葡萄球菌感染引起的睑板腺急性化脓性炎症。初起眼睑缘皮肤局限性红肿,自觉有胀痛;数日后形成硬结,触痛明显;一般在 3～5 天后脓肿成熟,呈现黄色脓头,最后脓点穿破排脓;病情较重者则可伴有耳前淋巴结肿大、压痛以及全身发热等症状,并可演变成睑脓肿或睑蜂窝织炎。中医学认为本病是由风热外邪或脾胃之热波及于眼睑经络、皮肤所致。

【单方验方】

1. 鲜蒲公英 100 克(干品 50 克)。水煎,头煎内服,第 2 遍煎液洗眼。每日 2 剂。最好与后面的涂方或外敷方并用。

2. 金银花用水浸泡后,煎煮即得,代茶饮。饮用时,需隔水炖温,每次饮 100 毫升左右。

3. 草决明 25 克,龙胆草 15 克,野菊花 10 克。水煎服。

【食疗】

1. 黄花菜 30 克,食盐适量,加水煮熟,喝汤吃菜。连服数天。

2. 生山楂(或山楂片)30 克,香蕉 2 只。水煮加冰糖服食。

【其他疗法】

1. 南星末 9 克,生地(酒浸)15 克。捣成膏。贴太阳穴。

2. 菊花 30 克,板蓝根 60 克,黄芩 12 克,黄连 9 克,黄柏 15 克,煎煮 30 分钟。放凉后,用 4～6 层纱布浸透药液,湿敷患处。治麦粒肿、丹毒。

3. 桑叶 15 克,菊花 15 克,黄连 10 克,生地 15 克,连翘 15 克,先熏后洗,每日 2 次。

4. 枯白矾 2.5 克,鸡蛋清 1 个。枯白矾研为细末,用鸡蛋清调匀,涂患处,每日 3 次。最好加用眼部热敷,每日 3 次,每次 10～15 分钟。用于初发眼睑痒痛而胀,红肿较轻。

5. 鲜生地黄醋。生地捣烂取汁,与醋同量和匀,涂于患处,每日 3～4 次。用于眼睑发红、疼痛较重,眼睑明显肿胀。

慢性泪囊炎

慢性泪囊炎,局部无红肿痛,压迫眼角(鼻根部)之皮肤,可见有脓性黏液从泪管溢出。

【单方验方】

1. 当归、金银花、龙胆草各 15 克。水煎服。

2. 菊花、密蒙花、石决明、白芍、甘草、木贼、白蒺藜各等份。研为细末,每次从 3.6 克起,加至 6 克止,茶水调服。

3. 羌活、细辛、菊花、蒺藜。研成细末,用麦冬水煎液送服。主治眼泪常出。

【其他疗法】

1. 龙胆草 50～100 克,在沙锅内煎取浓汁,再熬炼成药膏,每用少许点眼,每日 3 次。

2. 川黄连 1 克,胡黄连 1 克。研成粗末,加水 50 毫升,冷浸 24 小时后过滤,取滤液加蜂蜜 50 克,熬炼成药膏,每取少许点眼,早、晚各 1 次。

3. 风化硝 15 克,炉甘石粉 5 克,硼砂、冰片各 2.5 克,蜜 25 克。共研制成细腻之糊状,每用少许点眼,每日 2～3 次。

4. 枯矾、轻粉、血竭、乳香各 2.5 克。共研为极细末,用玻璃棒蘸药少许,点大眼角内,每日 2～3 次。治疗前宜先冲洗泪道。

睑 缘 炎

睑缘炎是发生在眼睑边缘部分的一种慢性炎症,分为鳞屑性、溃疡性和眦部睑缘炎。属于中医的"睑弦赤烂"。多与脾胃蓄积湿热,复感外邪之风、湿有关。

【其他疗法】

1. 枫叶,煎浓汁,去渣熬成膏,点眼。主治睑缘炎赤肿流泪。

2. 白矾5克,白菊花15克。用水煎取1大碗,去渣,分3小碗,洗眼,每日3次,每次用1小碗,先熏后洗,洗3～5分钟。如一眼轻一眼重,应先洗轻的,后洗重的。主治睑缘潮红糜烂,痒而微痛。

3. 蚕砂25克,米醋适量。蚕砂慢火焙焦,研成极细末,用醋适量,调成糊状,每日2～3次涂患处。主治睑缘毛囊根部皮肤潮红糜烂,附有白色或黄色的痂皮,揭去痂皮可见出血及溃疡,睫毛胶着成束,甚至脱落。痒痛甚重,经久不愈。

4. 青黛2.5克,煅石膏5克。共研极细末,加香油,调成糊状,每日涂患处2～3次。主治睑缘潮红糜烂。

5. 煮熟鸡蛋黄2个,胆矾0.5克,冰片0.1克。鸡蛋黄炒成油,后两味共研极细末,加油调匀。每日涂患处2～3次。主治睑缘潮红糜烂。病愈之后,仍应继续用药3～5天,以免复发。本病多由于沙眼等症并发,应同时治疗。

传染性结膜炎

传染性结膜炎是由细菌或病毒引起的一种传染性眼病,主要包括急性结膜炎、假膜性结膜炎和流行性角结膜炎,俗称"火眼"或"红眼"。好发于春、夏两季。常见的致病原有肺炎双球菌、链球菌、葡萄球菌及腺病毒等。由于结膜与角膜相连,因此结膜炎可蔓延至角膜造成视力障碍,长期反复发作的结膜炎可造成不可逆的结膜干燥病。此病特点为起病急,常为双眼同时或先后发病;患眼有异物感、烧灼感或刺痛感;角膜受累时可有疼痛、畏光、流泪等症;分泌物多时可引起暂时性视物模糊;结膜充血显著,并以穹隆部和睑结膜为重,球结膜水肿可致眼睑肿胀。

【单方验方】

1. 杏仁、萹蓄、桑白皮。水煎,热服。

2. 黄连、秦皮各 20 克。水煎去渣。饭后温服,分 2 次服。

3. 龙胆草 15 克,水煎服;或将龙胆草熬成浓汁,待冷点眼,每日 3～4 次。用于急性结膜炎初发,眼红,有分泌物,轻度肿痛,自觉干涩。

4. 鲜蒲公英 100 克(干品 50 克),水煎,头煎内服,第 2 遍煎液洗眼,每日 3 次。或加生栀子 15 克,水煎服。如红肿很重,加白菊花、炒车前子(包)各 25 克,水煎,头煎内服,第 2 遍煎液洗眼,每日 2 次。治疗急性结膜炎,眼红严重,分泌物极多,疼痛不能睁眼。

5. 白菊花、霜桑叶各 25 克,水煎服。或澄清去渣洗眼,每日 3 次。或头煎内服,第 2 遍煎液洗眼。主治慢性结膜炎。

6. 地骨皮、桑白皮各 15 克,甘草 5 克。水煎服。主治慢性结膜炎。

【其他疗法】

1. 菊花 15 克,黄连、木贼各 10 克,加水煎煮后过滤取液,冲洗患眼。每日 3 次。

2. 千里光全草 50 克,蒸馏水适量,共制成 100 毫升眼药水。滴眼。治急性结膜炎。

3. 五倍子 3 克,木贼 1 克,赤芍 1.5 克,蝉蜕 1 只。用水煎,先熏后洗。

4. 桑白皮(煅黑存性)30 克,皮硝 3 克。煎汤,每日熏洗 3 次。忌食发物和酒。

5. 决明子,炒后研为细末。用茶水调,敷两太阳穴。主治目赤肿痛。

6. 荸荠 4～5 个,洗净,捣烂,用纱布数层滤汁点眼,每日 3～4 次,每次 1～2 滴。用于急性结膜炎初发,眼红,有分泌物,轻度肿痛,自觉干涩。

7. 鲜生地黄 100 克,捣烂,摊纱布上,敷眼,感觉纱布发热,即换新药,每次敷 10 分钟,每日 3～4 次。主治急性结膜炎,眼红干涩较重,分泌物较多,肿痛明显,有烧灼感。

8. 黄柏 50 克,水煎浓汁点眼,每日 3～4 次。用于急性结膜炎。

9. 黄连 5 克,桑叶、菊花各 15 克。水煎过滤点眼,每日 3～4 次,每次 1～2 滴。用于急性结膜炎。

10. 夏枯草 15～25 克,开水冲泡 1 大碗,澄清去渣,分 3 小碗,每日洗眼 3 次。主治慢性结膜炎,轻度眼红,少量分泌物,自觉干涩。

❧ 沙　　眼 ❧

沙眼是由于衣原体所引起的一种慢性传染性眼病。沙眼病人是主要传染源,其眼屎内含有这种病原微生物,通过接触进行传染。轻度沙眼一般无症状,常在体检时被发现,有的仅有发痒,异物感及少量分泌物,检查时可见睑结膜充血,出现乳头或滤泡。本病属于中医的"椒疮"范畴。

【单方验方】

1. 人参、当归、黄芪、甘草各 2.4 克,防风、黄柏各 0.9 克。用白水煎,食后温服。

2. 细辛、防风、知母、茺蔚子、大黄、桔梗、玄参各 2 克,羚羊角粉少许。研为细末,水煎,食后服。

【其他疗法】

1. 胆矾 1 克,加水 120 毫升,煮沸 10 分钟,澄清或过滤,使成约 100 毫升。点眼,每日 3～4 次,每次 1～2 滴。主治沙眼有粟粒增生及角膜血管翳,自觉干涩不适。

2. 黄柏 50 克,加水 500 克。煮沸半小时,过滤,每日点眼 3～4 次,每次 1～2 滴。

3. 黄连、西瓜霜各 15 克,硼砂 2.5 克。加水 500 毫升,煮沸,煎成一半,过滤,洗眼,每日 3～4 次。主治沙眼粟粒增生及角膜血管较重,有滤泡增生,自觉磨痛。

❧ 翼状胬肉 ❧

翼状胬肉是常见的结膜组织变性增殖性病变,逐渐肥厚变性的球结膜及结膜下组织增生侵袭到角膜表面,因其形态酷似昆虫翅膀而得名。又称"胬肉攀睛"。

【单方验方】

蝉蜕 9 克,桑叶 12 克,菊花 9 克,青葙子 12 克,谷精草 15 克,密蒙花 9 克,赤芍 9 克,木贼 12 克。水煎服。可以疏风清热,凉肝退翳。主治翼状胬肉,证属肝经风热壅遏于目,气血瘀阻而生胬肉。

【其他疗法】

1. 杏仁 100 枚,硇砂 3 克。共研细混匀,每用少许,点 3～5 次。主治眼生胬肉。

2. 白丁香 5 克,白及、白牵牛各 15 克。白丁香用甘草水浸 1 夜,焙干,再加后 2 味药研极细末,用人乳汁或水调成糊,每用少许,点胬肉所在的眼角。每 2～3 日 1 次。用于眼生胬肉,症见红涩不适,视物不能持久,胬肉高起。

3. 白蒺藜 15 克,煎汤 1 大碗,分 3 小碗,每日熏洗 3 次。第 1 次趁热先熏,稍凉澄清去渣再洗。第 2～3 次,临用时再加温。

白 内 障

晶体由于年龄、系统疾患、先天因素和外伤等原因引起浑浊称为白内障。其中以老年因素引起的发病率最高。其发病机理尚不完全清楚,与紫外线,全身疾病如糖尿病、高血压、动脉硬化、遗传因素及晶体营养和代谢状况有关。症状为患者自觉有固定不动的黑点,呈渐进性、无痛性视力减退。中医学称本病为"圆翳内障"。

【单方验方】

1. 木贼 30 克,枸杞 30 克,苍术 90 克,菊花 30 克。研为细末,炼蜜丸如梧子大。每服 1 丸,食后用好茶送下。

2. 草决明、石决明、木贼各 9 克,蝉蜕、谷精草、青葙子各 6 克,青皮、升麻各 3 克。水煎服,每日 1 剂,分 2 次服。治疗白内障(又称云翳),对新久云翳均有较好的疗效。初起者,服药 10 余剂即可消散。

3. 熟地黄、麦冬肉、车前子。研成细末,炼蜜丸,如桐子大。每次 30～50 丸,临睡前用茶水送下。

4. 苍术 120 克(加青盐 120 克,炒黄去盐),木贼。研为细末。每日 5 克,用水送服。主治内外障眼。

5. 生地黄 500 克,牛膝 60 克,麦冬 180 克,当归 150 克,枸杞 90 克。用甘菊花 240 克熬膏,炼蜜为丸。每次 9 克,温开水送服。主治内障,隐涩羞明。

6. 沙菀蒺藜适量。洗净晒干,微火炒黄。每用 10 克,沸水冲泡,代茶饮用。

【食疗】

1. 谷精草 15 克,柿饼 1 个。每日水煎服,并吃柿饼。

2. 黄连 30 克,羊肝 1 具。研为细末,炼蜜丸,如梧子大,每服 30 丸。

3. 猪肝 150 克,菠菜 250 克。将猪肝洗净切片,菠菜洗净,共煎汤,调味食用。补肝明目。

❧ 玻璃体混浊 ❧

玻璃体混浊是一种常见的病理现象,可以是很多眼内病变的并发症或发展结果。多有视力减退或眼前灰影飘动等症状,与中医眼科"云雾移睛"、"视瞻有色"等相类似。

【单方验方】

谷精草、防风等份。研成细末,用米汤送服。

【其他疗法】

1. 胡椒、韭菜根、橘叶、橘红、菊叶。以上诸药任取 1 种捣烂,用棉花裹上塞入鼻中。

2. 荸荠 3～5 个,捣烂取液汁,点眼内即愈。

3. 白蒺藜 9 克,水煎汁。洗眼,每日 7～8 次。

4. 鹅不食草,塞鼻中。主治眼中有云翳。

青 光 眼

青光眼是病理性高眼压合并视力障碍的一种病变。高眼压、视乳头萎缩及凹陷、视野缺损、视力下降是本病的主要特点。原发性青光眼根据眼压升高时房角开闭情况,可分为开角型与闭角型两种。患者多有青光眼家族史。临床表现为发作性眼痛、眼胀,虹视,视蒙,或偏头痛,视疲劳等;常伴有恶心、呕吐、发热、寒战等症。眼压一般在 6.65 千帕(50 毫米汞柱)以上,个别严重病例可达 10.64～13.3 千帕(80～100 毫米汞柱)以上。闭角型青光眼前房变浅及房角阻塞,可引起瞳孔散大,眼部充血,角膜水肿。开角型青光眼眼底可见视乳头凹陷,视野缺损变小等。中医称本病为"绿风内障",临床多见肝火上扰、风痰上阻等证。

【单方验方】

1. 五倍子 6 克,白芍 12 克,羌活 6 克,独活 6 克。水煎服,每日 1 剂,分 2 次服。

2. 硼砂 5 克,鸡蛋 1 个。硼砂研成细粉,将鸡蛋开 1 小口放入药粉;用泥封住,烧熟吃。每日 1 个。15 天为 1 个疗程。治疗青光眼。服药期间,忌食辛辣食物。

3. 苍耳子 15 克,粳米 15 克。苍耳子捣碎,用水 150 毫升,绞滤取汁,和米煮粥。

4. 羚羊角、防风、川芎、羌活、菊花、半夏。研为细末,每次 6 克,荆芥汤送服。

【其他疗法】

1. 取夏枯草、荷叶、白芷、草决明各等份,加工成粗末,作枕芯。

2. 鲤鱼脑 1 枚,鲤鱼胆 1 枚。调匀,每日 3～4 次点眼。

夜 盲 症

夜盲症是因人体缺乏维生素所引起的一种病症。本病多见于儿童及青少年,壮年和老年人罕见,且男性多于女性。夜盲症产生机理是食物中缺乏维生素 A 或因慢性腹泻等使胃肠功能紊乱而导致维生素 A 吸收不足,以致人体中缺乏维生素 A,视网膜中感光色素合成障碍而引起。夜盲症少数由先天遗传所致。中医称本病为"肝虚雀目",是由于肝血虚少,脾胃虚弱或由于患热性病后发病。

【单方验方】

1. 干菊花,黄连各 30 克,夜明砂 21 克。研为细末,制成水丸,如梧桐子大。每服 6 丸,盐水送下。

2. 苍术 25 克,水煎服。也可研末,每次 5 克,日服 2 次,温开水送下。

3. 决明子、地肤子各 30 克。水煎,每日 1 剂,分 2 次服,连服 1 周。

4. 松针 500 克,水煎服。

【食疗】

1. 石决明 15 克,用猪肝 1 个,或羊肝、鸡肝亦可,将石决明火煅,研成末,放入肝内,面粉包裹烧熟,滚开水送下。治夜盲症。

2. 青苜蓿适量,煮熟食用,并喝汤。

3. 谷精草 50 克,羊肝 1 个。加水炖熟,食肝喝汤。如无谷精草,可单用羊肝一味,其他动物的肝脏也可用。

4. 猪肝 1 个,夜明砂。把夜明砂放猪肝内,扎住,用米汤煮,至七分熟,取肝细嚼,用水送下。

5. 鲜菠菜 500 克,捣烂,榨取汁。每日 1 剂,分 2 次服。须常服。

6. 胡萝卜 6 根,每日 2 次,每次取 3 根,洗净切碎,水煎或生吃,可常服。

皮肤科病症

带状疱疹

带状疱疹是由水痘-带状疱疹病毒引起的急性炎症性皮肤病,中医称为"缠腰火龙"、"缠腰火丹",俗称"蜘蛛疮"。其主要特点为簇集水疱,沿一侧周围神经作群集带状分布,伴有明显神经痛。好发于春、秋两季,成年人多发。发病前常有局部皮肤刺激痛或灼热感,随即出现排列成带状或蛇行状的疱疹,好发于胸肋及腰部一侧,发于两侧的极少;常伴有神经痛,部分患者皮肤损害消退后可遗留顽固性神经痛,可持续数月或更久;局部淋巴结常肿大,有压痛;严重者可伴发热等症状。

【单方验方】

1. 牛膝 30 克,黄柏 15 克,知母 15 克。水或酒煎服。主治带状疱疹。

2. 薏苡仁 30 克,板蓝根、生地、赤芍、桃仁、香附各 15 克,柴胡、红花各 9 克。加水煎服 2 次。10 剂为 1 个疗程,隔 2 天后服第 2 个疗程。将药渣加水煮,趁热擦洗患部,每日 2 次,每次以皮肤微红为度。

3. 马齿苋 60 克,败酱草 15 克,紫草 15 克,大青叶 15 克。水煎分服。

4. 生甘草 3 克,银花、连翘、车前子、晚蚕沙、紫花地丁、蒲公英、丹参、炒枣仁、瓦楞子各 10 克。水煎服。可以清热化湿,解毒通络。主治带状疱疹。

【食疗】

1. 青苦瓜,剖开去子,放入水中浸泡 1 周后取出切碎,在油锅中爆炒 1 分钟,盛入盘中做菜食用。每日 3 次,每次 100 克,连续食用半月左右。

2. 鲜芦根 30 克(干品 20 克),野菊花 15 克。将芦根、野菊花加水适量,煎煮半小时,过滤取汁,代茶饮用。

【其他疗法】

1. 红升丹,研成细末,用棕色瓶装备用。水疱用消毒过的镊子快速将其夹破,再用干棉签蘸少许红升丹粉末均匀撒在创面即可。红升丹即市售之大升丹,一般药店有售。

2. 珍珠、凤尾草。捣汁搽在患处。并用药渣调香油外敷。

3. 六神丸数粒,用消毒过的镊子快速将水疱夹破,研碎六神丸,敷于患处,用胶布固定。

4. 生香附 60 克,木贼草 60 克。水煎,熏洗患处,每次 30 分钟,每日 2 次。

5. 鲜马齿苋适量,捣烂,外敷。

6. 雄黄或大黄,任选 1 种,研为细末,用植物油或酒或茶水调和外敷。

脓 疱 疮

脓疱疮是最为常见的一种化脓性传染性皮肤病,以浅表性脓疱、脓痂为主,有痒或轻微痛感,脓疱疮是由一种常见的化脓性球菌所引起,又名黄水疮,具有接触传染的特点,蔓延迅速,大多在春季开始上升,夏季可达到高峰。若不及时预防和治疗即可并发周围淋巴结炎、疖肿、败血症及急性肾炎。脓疱疮多发生在头、脸、颈、背等处,也可蔓延全身,但一般没有全身症状,也不发热。如有并发症可产生发热或全身症状。

【其他疗法】

1. 白矾、松香等份。研成末,沙锅内熬枯。用香油调抹患处。

2. 大黄、玄明粉各等份。用菜油调搽。

3. 硫黄、雄黄各 10 克,胡椒 5 粒。研末,用香油调外搽。

4. 鲜马齿苋适量,洗净,加食盐少许,捣烂外敷。

5. 金银花 15 克,蒲公英 30 克,紫花地丁 30 克,苦参 30 克,黄芩 15 克。水煎熏洗,每日 3 次。

头 癣

头癣,俗称"癞痢头"或"秃疮",是由真菌侵犯头皮或头发根部所引起的一种皮肤病。儿童及青少年发病率高,传染性强。常见的有黄癣和白癣两种。黄癣多发于农村儿童,成人也可发病;初起时,头皮上可出现针尖大到绿豆大的丘疹、水疱或脓疱,逐渐形成黄色干痂,痂的四周边缘翘起,中央凹陷,内含大量黄癣菌,称为"黄癣痂",痂下为鲜红色、湿润性深浅不一的溃疡面;黄癣病患者头发干燥,失去光泽,无明显折断,瘢痕中仍有稀疏毛发存在。白癣多发于学龄前儿童;初起时为毛囊性丘疹,上面覆盖灰白色鳞屑,逐渐扩大成圆形或椭圆形脱屑斑。

【其他疗法】

1. 蒲公英、马齿苋各等份。捣碎,敷患处。主治各种癣疮。

2. 花椒、葱、鸡蛋。用香油炒,捣碎作饼。热敷。

3. 生白果仁,研为细末,用醋煮,敷患处。

4. 白鲜皮 50 克,苦参 50 克,黑矾 15 克,鹤虱 20 克。用水 2 500 毫升浸泡,煮沸约 10 分钟,放温后用药液洗患处,每日 1～2 次。能杀虫止痒。

5. 地肤子 50 克,蛇床子 50 克,土大黄 20 克,王不留行 20 克。用水 2 500 毫升浸泡,煮沸约 10 分钟,放温后用药液洗患处,每日 1～2 次。能燥湿止痒。主治头癣、手足癣、湿疹。

6. 雄黄 15 克,猪胆汁 1 个。雄黄研为细末,用胆汁调成糊状,涂搽患处。

7. 土槿皮 50 克,地榆 20 克。用烧酒 500 克,浸 7 天,蘸酒搽患处,每日数次。

8. 鲜苦楝子,打碎,放在植物油内熬煎,冷后用上面浮油搽头癣,每日或隔日 1 次。

手　癣

手癣是由真菌引起的极为常见的皮肤病,常发生在指间、手掌和手背,俗称"鹅掌风"。临床表现为手部出现小水疱、浸渍、糜烂、皮肤粗厚、脱屑、瘙痒、皲裂等,常以一种表现为主。病程较长,易相互感染。平时手多汗。气候湿热、机体抵抗力低下时易发病或加重。

【其他疗法】

1. 苦参、白鲜皮、地骨皮、艾叶各 15 克。水煎,泡洗患处,每日 1～5 次。同时,配合内服荆防败毒汤。能凉血清热,祛风止痒。主治鹅掌风。

2. 蕲艾 150 克,水煎,烧开 5～6 次后,倒入大口瓶内,熏患处。主治鹅掌风。

3. 硼砂 1.5 克,川椒(炒)2.4 克。共研为细末,用桐油调搽患处。

4. 豆腐浆,趁热洗。主治手掌及指皮剥落,血肉外露,痛痒不堪。

5. 白凤仙花(连根)两大棵,明矾 200 克。加醋 240 毫升,捣烂搽患处,每晚临睡前搽敷 1 次,以伏天治疗为宜,治疗鹅掌风。

6. 苍耳子仁,研末。将干痂除去,用香油调药末涂患处。主治鹅掌风,并治牛皮癣。

7. 风油膏或雄黄膏,外搽,加热烘 15～20 分钟。每日 2 次,10 日为 1 个疗程,间隔 5～7 日再行第 2 个疗程。皲裂疮可选用风油膏或生肌白玉膏外搽,热烘 15～20 分钟。每日 1～2 次,7～10 日为 1 个疗程,间隔 5～7日再行第 2 个疗程。一般 2 个疗程后,皮损变薄,皲裂皮损愈合;3～4 个疗程可获治愈。用于鹅掌风及皲裂疮。

8. 地肤子 50 克,蛇床子 50 克,土大黄 20 克,王不留行 20 克。用水 2 500 毫升浸泡,煮沸约 10 分钟,温后用药液洗患处,每日1～2 次。用以燥湿止痒。主治头癣、手足癣、湿疹。

9. 土槿皮 25 克,白酒(或黄酒)150 毫升。浸泡 1 天后,用药酒外搽患处。用于手足癣轻度脱屑或起水疱,亦治体癣、花斑癣。

10. 白凤仙花 50 克,皂角 50 克,花椒 25 克。取上药的任一种放入半斤醋内,浸泡 1 天后,外用泡手足,每晚临睡前泡 20 分钟,连续治疗 7 天。用于手足癣脱屑、干裂。

足　　癣

足癣又称"脚气"、"香港脚",是真菌侵犯足趾间皮肤所致的一种皮肤病。主要是由于公用脚盆、拖鞋等传染所致。好发于成年人,小儿少见,病程缓慢,夏季加重,冬季减轻。多发于脚趾缝或足底。临床表现夏天以痒性丘疹、水疱、湿烂为主;冬天以脱屑、开裂为主,裂口常发生于足跟,伴疼痛。

【其他疗法】

1. 豨莶草,用豨莶草贴上,每日5～6次,清水洗净。

2. 杨柳叶1把,杏仁3个。捣碎,将药夹在脚趾缝间。

3. 芥菜子、白芷等份。研为细末,用姜汁和敷肿处。

4. 枯矾、黄柏、五倍子、乌贼骨。任选1种研末备用。洗净脚后,撒在患处。

5. 蛇舌草、蛇床子、白鲜皮各30克,黄芩、泽泻各15克。水煎后,趁热浸洗,每次50分钟。夏季用此法最佳。

6. 红皮蒜,去皮捣烂,敷于患处。治癣症。

7. 蛇床子50克,白鲜皮30克,苦参、黄柏各20克,丹参15克。水煎取液,用纱布浸泡1分钟后,取出湿敷患处。每日5～8次,每次1小时。用于皮肤癣症(如头癣、手足癣、牛皮癣等)

8. 马齿苋60克,百部30克,黄柏15克,川椒10克,明矾10克。煎煮,先熏后浸洗30分钟。

9. 白鲜皮50克,苦参50克,黑矾15克,鹤虱20克。用水2 500毫升浸泡,煮沸约10分钟,温后用药液洗患处,每日1～2次。能杀虫止痒。主治头癣、手足癣。

体　癣

体癣又称"圆癣"或"金钱癣",是由毛发癣菌、小芽孢菌或表皮癣菌引起。其传染来源主要是手癣,足癣,甲癣及污染的衣着等。潮湿、肥胖、多汗、摩擦、不注意清洁卫生、有糖尿病等及免疫力低下者易于发病。体癣是发生于面、颈、躯干和四肢等部位的癣。初发时为小的丘疹,逐渐向外扩大,中心有自行愈合的倾向,呈圆形或多环形,在四周有丘疹、水疱、结痂或鳞屑组成的高出于皮面的环状边缘,境界清楚,多发生于面、颈、躯干和四肢等处,自觉瘙痒。体癣是容易治好的,局部可用复方苯甲酸药水或软膏,或1‰克霉唑软膏,或10%冰醋酸溶液等外搽。为了避免复发,治疗必须彻底。

【其他疗法】

1. 硫黄20克,枯矾10克,花椒、大黄、密陀僧各2.5克。共研为细末,用米醋调,搽患处。

2. 红皮蒜去皮捣烂,敷于患处。治癣症。

3. 蒲公英、马齿苋各等份。捣碎,敷患处。主治各种癣疮。

4. 花椒、葱、鸡蛋。上3味和香油炒,捣烂成饼,趁热敷。

5. 土槿皮25克,白酒(或黄酒)150毫升。浸泡1天后,用药酒外搽患处。

6. 土槿皮30克,半夏15克,大枫子15克。加水2 000毫升,煎至1 000毫升,洗患处,每日1剂,洗3次。治疗股癣疗效显著。

湿　疹

　　湿疹是一种常见的过敏性皮肤病,可分为急性和慢性两种。可发生在身体任何部位,但好发于面部、头部、耳周、小腿、腋窝,肘窝、阴囊、外阴及肛门周围等部位,发病原因未明了,过敏体质可能是发病的主要原因。根据湿疹发病急缓及临床症状可分为三期:① 急性湿疹:起病较快,常对称发生于四肢屈侧、面部、颈部、手足背和阴部,严重者可泛发全身;损害呈多形性,红斑、丘疹、水疱可同时存在,边界弥漫不清,易引起湿烂和剧痒。如无继发感染且处理得当,一般经2~3周红肿消退,渗液减少,逐渐痊愈。② 亚急性湿疹:多由急性湿疹转变而来,此时炎症较急性期减轻、渗液减少。③ 慢性湿疹:多由亚急性湿疹转变而来,也可开始发病即为慢性湿疹;皮损边缘较清楚,有显著浸润和变厚,任何部位均可发生,但常见于面部、耳后、阴囊、小腿等处。

【单方验方】

1. 黄柏 150 克,苍术 150 克。共研为细末,每次 5 克。日服 3 次,白开水送下。可清热燥湿。主治下部湿疹。

2. 土茯苓、生槐花各 30 克,生甘草 9 克。水煎服。用以除湿清热解毒。主治亚急性湿疹、植物日光性皮炎、脂溢性皮炎、牛皮癣。

3. 苦参 60 克,蛇床子、百部、益母草各 30 克。水煎,每剂可煎 2～3 次,洗涤湿疹。可以清热解毒,除湿杀虫。主治皮肤湿疹。

4. 苍术 5 千克。加水 50 千克煮,煎煮 6～7 小时成浓汁。过滤再煎煮浓缩成膏 2.5 千克,加蜂蜜等量备用,每次 6 克,日服 2 次。可以燥湿健脾和中。主治慢性湿疹(顽湿疡)、下肢慢性溃疡(臁疮)。

5. 黄芪 5 千克。加净水 50 千克,煎煮 6～7 小时后,过滤取浓汁,再煎煮浓缩成膏 1.5 千克,加入等量蜂蜜,混匀贮存备用,每次 6 克,日服 2 次。可以补中益气,托里生肌。

6. 车前草 15 克,冬瓜皮 30 克,薏苡仁 30 克。共同煮后喝汤、吃薏苡仁。每日 1 剂,7～10 天为 1 个疗程。可以健脾利湿,行水。适用于慢性湿疹。

7. 生石膏 30 克,生地黄 15 克,麦冬 10 克,玄参 12 克,知母 12 克。水煎服。可以滋阴降火。主治急性湿疹、药物性皮炎、接触性皮炎。

【其他疗法】

1. 炉甘石 500 克,赤石脂 500 克,煅石膏 500 克。共研为细末,将药面用油调后敷于患处,每日 1 次。能除湿生肌。主治湿疹、烫伤、下肢溃疡。

2. 青黛粉 15 克,黄柏粉 15 克,滑石粉 60 克。直接撒在患处。可收湿止痒,清热定痛。主治急性湿疹(风湿疡)、接触性皮炎(湿毒疡)或脂溢性皮炎(白屑风)、痱子。

3. 紫草茸 50 克,香油 150 克。用香油将紫草茸浸透,沸水中煮 4 小时,放凉后备用,涂搽患处。紫草茸又名紫胶、赤胶、紫梗,为紫胶虫的雌虫在多种豆科植物树枝上的分泌物。用于急性湿疹(红斑、丘疹)。

4. 黄柏、五倍子各等份。共研为细末,用香油调敷。用于急性湿疹所见水疱。

5. 地榆(炒焦黄),研为细末,加凡士林配成30%药膏外敷。用于急性湿疹。

6. 生百部、高良姜各50克。加水2000毫升煎至1500毫升,外洗患处,每日1次。治疗阴囊湿疹。

臁　疮

臁疮是指发生在小腿下部的慢性溃疡;又称裤口毒、裙边疮。相当于西医的小腿慢性溃疡。本病多继发于恶脉(下肢静脉曲张)和丹毒等病。其临床特点是多发于小腿中下1/3交界处前内外侧,溃疡发生前患部长期皮肤瘀斑、粗糙,溃烂后疮口经久不愈或虽已经收口,易因局部损伤而复发。此病俗称老烂腿。

【单方验方】

金银花30克,蒲公英30克,薏苡仁60克,茯苓30克,牛膝9克,萆薢15克,肉桂6克,生甘草6克。水煎服。

【其他疗法】

1. 黄连粉30克,乳香粉30克,炉甘石粉60克,去湿药膏(或凡士林)210克。调匀成膏,外敷患处。用以解毒收敛,止痛生肌。主治下肢溃疡(臁疮)后期,证属湿热下注。

2. 血竭,研为细末,敷疮上。

3. 鸡蛋黄油,鸡蛋煮熟去蛋白,将蛋黄熬炼出油。先洗净疮口,用蛋黄油外搽。治疗下肢溃疡,疮口洁净者。

4. 熟石膏20克,黄柏5克,五倍子20克。共研为细末,香油调搽。用于漆疮久不收口。

荨麻疹

荨麻疹是一种常见的过敏性皮肤病,在存在过敏原的时候,会在身体不特定的部位,出现一块块形状、大小不一的红色斑块,这些产生斑块的部位,会发生发痒的情形。荨麻疹可以分为急性和慢性,急性荨麻疹为暂时性的变态反应,只要依照医师指示治疗,大多可在数日内痊愈。而慢性荨麻疹则持续反复的发作数月至数年,体质也会因此变得极为敏感。荨麻疹的常见诱因:食物、药物、感染、物理因素、吸入物、外用品等。

【单方验方】

1. 苏叶 3 克,麦冬 6 克,桔梗 3 克,生甘草 3 克,玄参 9 克,青蒿 9 克。水煎服。

2. 苍耳花、叶、子各等份。研为细末,每次 6 克,用酒调下。主治妇人荨麻疹,瘙痒不已。

3. 地肤子、浮萍草各 50 克,蝉蜕 15 克。水煎服,每日 1 剂。

4. 生石膏、地肤子各 30 克,知母、粳米、白僵蚕各 9 克,粉甘草 3 克。水煎。每日 1 剂,分 2 次服。可清理肠胃,消散瘾疹。主治荨麻疹。

5. 伏龙肝 9～15 克,薏苡仁粉 15 克,热酒 50 毫升。捣细混匀,每次服 6 克。

6. 川椒 12 克,地肤子、金银花、连翘、蝉蜕、苦参、赤芍、防风各 9 克,白鲜皮 15 克,红花 6 克,甘草 3 克。加水 1 500 毫升,浸泡 30 分钟,煎至500 毫升,每日 1 剂,煎服 2 次。主治荨麻疹。

7. 薏苡仁 30 克,玉米须(另包)10 克,红糖适量。前 2 味同煮为粥,加入红糖适量调味即可。每日 1 剂,早晚服食。连服 7～10 天为 1 个疗程。适用于胃肠型荨麻疹。

8. 防风、芥穗各 6～12 克,蝉衣 3～9 克,生薏米 15～30 克,生枳壳、生白术、菊花、生黄柏各 9～15 克,车前子 15 克,车前草 30 克。水煎服。能散风消肿,清热除湿。本方适用于风湿侵犯上焦,头面风肿的过敏性患者。

9. 杏仁 4.5 克,干姜皮、麻黄、浮萍各 3 克,陈皮、丹皮、白僵蚕各 9

克,白鲜皮、丹参各15克。水煎服。可以辛开腠理,和血止痒。主治慢性荨麻疹。

【其他疗法】

1. 苍耳子、浮萍草、地肤子、白蒺藜、荆芥、防风。取上药中任何1种或2种,每种50～100克,水煎外洗。也可取上药之1种用25～50克(苍耳子、荆芥、防风的用量为各15克)或加葱白1根,水煎服。

2. 莴苣叶、芝麻梗、食盐、白矾各25克。取上药中任何1种,水煎,趁热搽洗患处。

3. 荆芥穗50克,揉碎炒热,装布袋内擦患处。

4. 用芝麻叶擦。主治遍身风疹。

5. 蛇床子60克,防风90克,生蒺藜1千克。加水500毫升,煮取300毫升,用棉球蘸药搽涂。

银 屑 病

银屑病是一种常见的,容易复发的慢性皮肤病,损害为红斑、丘疹,其表面覆盖着多层发亮的银白色鳞屑,境界清楚,多半发生在四肢伸侧和头皮部位,自觉有痒感,男女老幼都可患此病。多发生于青壮年,春冬季节易复发或加重,而夏秋季节多缓解。银屑病确切病因尚不清楚。目前认为是遗传因素、感染、代谢障碍、内分泌障碍、精神过度紧张和免疫功能紊乱等多种因素相互作用的多基因遗传病,免疫介导是其主要发病机制。

本病与中医的"牛皮癣"相类似。全国总患病率为0.072%,男性多于女性,北方多于南方,城市高于农村。初发年龄男性为20～39岁,女性为15～39岁为最多。近十年来发病率有上升趋势。认为与工业污染和工作环境有关。

【单方验方】

1. 紫草根、赤芍、丹参各15克,生槐花、白茅根、生地、鸡血藤各30

克。水煎服。可以清热凉血活血。主治血热型银屑病,症见皮疹发生及发展比较迅速,泛发潮红,新生皮疹不断出现,鳞屑较多,表层易于剥离,底层附着较紧,剥离后有筛状出血点。

2. 鸡血藤、土茯苓各 30 克,当归、干生地、威灵仙、山药、蜂房各 15 克。水煎服。可养血润肤,活血散风。主治血燥型银屑病,病程日久,皮疹呈硬囊状或大片融合,有明显浸润。

3. 生地黄 30 克,赤芍、牡丹皮、苦参各 10 克,蝉蜕、防风各 5 克。水煎服。适用于银屑病之血热风燥型。

4. 茺蔚子 15 克,炒荆芥 10 克,板蓝根 15 克,金银花 15 克,紫草皮 15 克,生地黄 15 克,丹皮 15 克,茯苓 10 克,白术 10 克,白鲜皮 15 克,甘草 3 克。水煎服,每日 1 剂,分 3~5 次服。可清热除湿,凉血散风,用于湿毒内蕴,血热受风型银屑病。

5. 苦参 10 克,黄柏 12 克,薏苡仁 10 克,白鲜皮 20 克,生地黄 9 克,赤芍 10 克,牛蒡子 10 克,地肤子 10 克,浮萍 10 克,滑石 20 克,甘草 5 克。水煎服,每日 1 剂,分 2 次服。可清热活血,祛风除湿。用于风湿之邪,留滞皮肤,久则化热。

【其他疗法】

1. 楮桃叶 30 克,金钱草 20 克,萹蓄 20 克,五倍子 15 克。水煎取汁,熏洗患处或加温热水浸泡,每周 2~3 次。用于皮损局限且鳞屑较多者。

2. 土槿皮 30 克,白鲜皮 30 克,土茯苓 60 克,野菊花 20 克,川椒 10 克,蜂房 10 克。水煎取汁,擦洗患处,每周 2~3 次。适用于各期寻常型银屑病。

3. 野菊花 10 克,土茯苓 60 克,白鲜皮 30 克,土槿皮 15 克,枯矾 10 克,朴硝 10 克,蜂房 15 克,川椒 6 克。水煎浓汁,擦洗患处。适用于银屑病静止期皮损。

4. 鲜梧桐树枝,折断取汁涂患处。每日 3~5 次。

5. 鲜马齿苋 500 克,洗净捣烂,摊布上贴患处。

6. 花椒 15 克,斑蝥 25 克,柏子油 20 克,黄蜡 15 克。先将前 2 味药研细末。再将黄蜡、柏子油化成膏,然后调入药面涂擦患处。

7. 侧柏叶 120 克,紫苏叶 120 克,蒺藜秧 240 克。共碾为粗末,装纱布袋内,用水 2 500～3 000 克煮沸 30 分钟。用软毛巾蘸汤液擦洗,或擦洗后加热水浸浴。

8. 川槿皮 50 克,樟脑 10 克。共研为细末,白酒调匀外搽。

9. 葱白 7 寸,紫皮蒜 7 个,白糖 25 克,冰片 2.5 克,蓖麻子仁 25 克。将葱白、紫皮蒜(微炙),同另 3 味共捣如泥,涂患处。

10. 紫草 30 克,当归 15 克。共研为细末,加香油 90 克、黄蜡熬成泥,涂在患处,每日 3 次。主治银屑病。

皮肤瘙痒症

皮肤瘙痒症是一种自觉皮肤瘙痒而无原发性损害的皮肤病。临床上可分为全身性皮肤瘙痒和局限性皮肤瘙痒症,后者多局限在肛门和外阴部。皮肤瘙痒原因复杂,发病机理尚未完全明了。全身性皮肤瘙痒常见原因为内分泌失调和肝肾疾病、恶性肿瘤以及精神性因素引起的瘙痒,过度清洁皮肤造成皮肤脱脂干燥而产生瘙痒。其常见症状有:① 剧烈瘙痒。可见于全身或局限于肛门、阴囊或女阴部。为阵发性、痒感剧烈,常在夜间加重,影响睡眠。病人常用手抓挠不止。② 继发性皮损。因抓挠过度而发生抓痕、血痂,日久可出现湿疹化、苔藓样变及色素沉着等。中医称本病为"风瘙痒"、"痒风",由湿热蕴于肌肤,不得疏泄所致;或血虚肝旺,以致生风生燥,肌肤失养而成。

【其他疗法】

1. 透骨草 100 克,花椒 50 克,艾叶 50 克。将药物用水煎煮后,熏洗于患处,每日 1～2 次。能散寒祛湿,止痒。主治虚寒型皮肤瘙痒症。

2. 凌霄花 40 克,川军 15 克,白矾 10 克,苦参 30 克。将药物用水煎煮后,熏洗于患处,每日 1～2 次。用以凉血疏风。主治虚热型皮肤瘙痒症。

3. 炙草乌 20 克,肉桂 10 克,川椒 15 克,良姜 30 克,威灵仙 50 克,鹤虱 20 克。用水煎煮后,熏洗于患处,每日 1～2 次。能温经通络。主治顽固性皮肤瘙痒症。

4. 苍耳子根、叶 50 克,切碎,煎浓汤 1 碗,服半碗,另半碗稍加水外洗搔痒部。

5. 苦参 50 克,川椒 15 克。水煎外洗。

6. 艾叶 100 克,雄黄 10 克,防风 100 克,花椒 10 克。水煎外洗。

7. 热浴疗法,每日 1 次,连续使用 10～15 天。治皮肤瘙痒。

多形红斑

多形红斑是一组累及皮肤和黏膜,表现为红斑、丘疹、水疱等的急性,自限性且常复发的炎症性皮肤病。病因和发病机理可能是皮肤的小血管对某些致敏性物质所引起的变态反应。① 对病毒、支原体、细菌、真菌或原虫感染的一种变态反应;② 食物过敏;③ 气候变化;④ 药物过敏(药疹);⑤ 某些结缔组织疾病等。

【单方验方】

1. 地肤子 30 克,槐花 12 克,白菊花、款冬花、夜交藤各 9 克。水煎,每日 1 剂,分 2 次服。本方能清利湿热,解毒。主治多形红斑。

2. 白茅根 30～60 克,瓜蒌根 15～30 克,茜草根、紫草根、板蓝根各 9～15 克。水煎服。用以凉血活血,解毒化斑。主治多形性红斑(血风疮),丹毒初起,结节性红斑及一切红斑类皮肤病的初期,偏于下肢者。

3. 红花、鸡冠花、凌霄花、玫瑰花、野菊花各 9～15 克。水煎服。功效凉血活血,疏风解毒。主治盘状红斑性狼疮初期,玫瑰糠疹(风癣),多形性红斑(血风疮)及一切红斑性皮肤病初期,偏于上半身或全身散在分布者。

【其他疗法】

甘遂、甘草各 15 克,加水煎煮 30 分钟后,先熏后洗。每日 2 次,14 天为 1 个疗程。治寒冷性多形红斑、冻疮。

酒 渣 鼻

酒渣鼻是发生于鼻部的慢性皮肤病,俗称"酒糟鼻"、"红鼻子"。引起酒渣鼻的原因,中医学认为与饮酒、热邪、风寒有关;亦有人认为与感染有关。按病变过程可分为三期:红斑期,表现为鼻部两侧出现红斑,表面油亮,进辛辣食物和情绪兴奋时红斑更明显,久之变成不易消退的红斑;毛细血管扩张期(丘疹脓疱期),表现为红斑上的毛细血管呈枝状或网状,范围逐渐扩大,在红斑基础上出现丘疹和脓疱,此期病变可扩大到两颊、下颏、前额;肥大期(鼻赘期),表现为鼻尖部组织增生肥厚,有的部位增生呈结节状。

【单方验方】

1. 橘核(炒)3 克,胡桃肉 1 个。上药捣碎,用酒和服。

2. 当归、苦参各 120 克。研为细末,酒糊为丸,梧子大。每次 10 丸,饭后热水送服。

3. 栀子不拘多少,研为细末,熔等份黄蜡,做成丸,如梧桐子大。每次 20 丸,温水送下。忌酒。

【其他疗法】

1. 大黄、硫黄各等量。研为细末。用凉开水调化外涂,每日 1～2次。可清热散瘀。主治粉刺、酒渣鼻。

2. 凌霄花、密陀僧各等份。研成细末。用口水调,晚上敷患处,白天洗去。

3. 生白果,捣烂。晚上敷鼻上。

4. 硫黄 120 克,烧酒 150 毫升。同煮,搽鼻上。

5. 白石脂 30 克,白蔹 30 克,苦杏仁 30 克。研为细末,用鸡蛋清调药外用。功效祛湿散风化瘀。使用时慎勿入目。

白 癜 风

白癜风是一种后天性局限性皮肤色素脱失病。发病机理尚不清楚,目前认为与遗传、自身免疫以及神经系统因素有关。该病常与多种自身免疫性疾病并发,与神经系统关系密切,属于中医的"白驳风"范畴。

【单方验方】

1. 白蒺藜子 180 克,研为细末,每服 6 克。两日至半月,白处见红点。主治白癜风。

2. 苍耳草叶,五月五日割取,洗净晒干,研为细末,炼蜜丸,如梧桐子大。每次 10 丸,每日 3 次。主治白癜风。

【其他疗法】

1. 生姜,蘸硫黄,擦患处。

2. 雄黄、朱砂研为细末,以茄蒂蘸擦。主治紫癜风。加蛇蜕治白癜风。

3. 硫黄 30 克,醋 1 碗。一同煮干,研为细末,用生姜蘸药擦患处。

脱　发

脱发是指头发脱落。若脱发突然发生,成斑片状脱落,脱发处呈圆形或不规则形,头皮光滑,略有光泽,一般无自觉症状者,俗称"鬼剃头",中医学称为"油风",相当于现代医学的斑秃。若因皮脂腺分泌过多,日久导致头发稀疏脱落,并伴有头发油腻发光,头皮瘙痒,头屑增多,或头发干枯,缺乏光泽的,则为现代医学的脂溢性脱发。

【单方验方】

1. 羌活、木瓜各 15 克,天麻 20 克,白芍、当归、菟丝子、熟地黄各 10 克,川芎 5 克。水煎服。用以养血益阴,祛风通络。主治斑秃,脂溢性脱发。

2. 当归、柏子仁各 2 千克。共研为细末,炼蜜为丸,每丸重 15 克。每日 3 次,每次 1 丸,白开水送下。能养血安神,通血活络。主治神经衰弱,毛发脱落,毛发稀疏。

【其他疗法】

1. 榆白皮，研成细末，用醋调涂在患处。

2. 生黄豆，炒后研末，用香油调搽，数次即愈。

3. 川椒 120 克，水煎，外搽。主治妇人秃顶。

4. 甘菊花 60 克，蔓荆子、干柏叶、川芎、桑白根皮、白芷、细辛、旱莲草各 30 克。粗筛，每用药 60 克，加豆浆水 600 毫升，煎至 400 毫升，去滓洗发。主治头发脱落。

5. 生姜皮（焙干），人参各 30 克。研成细末，每次用生姜切断，蘸药末擦发落处，隔日用 1 次。主治头发脱落。

6. 取木梳梳头，每次 5 分钟，早、晚各 1 次。每次梳头后，用手轻轻拍打头发 50 下。治头皮屑过多脱发。

7. 取侧柏、生首乌、黑芝麻梗各 30 克，生山楂、枇杷叶各 15 克，加水煎沸 20 分钟，趁热熏洗患部。每日 1～2 次，每次 20 分钟。熏洗后用干毛巾覆盖半小时，避风，10 天为 1 个疗程，可连续 3 个疗程。治脱发。

冻 疮

冻疮是冬天的常见病，据有关资料统计，我国每年有两亿人受到冻疮的困扰，其中主要是儿童、妇女及老年人。冻疮是指由于寒冷引起手背、脚跟、耳朵等局部皮肤发生红斑、水肿、水疱，甚至坏死、溃疡等损伤的一种皮肤病。冻疮常发生于手指、足趾伸侧及耳郭、鼻尖等软组织相对面积小、保温能力差的暴露部位；损害为局限性圆形或卵圆形紫红色水肿性红斑，用手指加压，红色可消退变白，压力除去后红色逐渐恢复；较重的冻疮，肿块上可有水疱，产生溃疡，常感疼痛；患者自觉有肿胀、瘙痒感，受热后瘙痒更甚。天气寒冷及周围血液循环障碍是引发本病的主要原因。营养不良、体质虚弱的人易发本病。活动太少、手脚肥胖、鞋袜过紧、气候潮湿等因素均易导致冻疮发生。中医学认为，冻疮是由寒气侵袭，血行不畅，气血凝滞而成。

【其他疗法】

1. 芫花、生甘草各 30 克。加水 1 000 毫升,煎至 500 毫升,放温后洗患处。每日早、晚各洗 1 次,每次 15 分钟。如双手多处冻疮,可用芫花、甘草各 15 克,煎水趁热外洗。本方对冻疮未溃而肿、痛、痒者,有消肿、止痛、止痒之效;已溃者则有清洁疮口,敛疮生肌之功。

2. 橘皮 120 克,萝卜缨 120 克。水煎洗。

3. 冬瓜皮、蒜梗、茄梗。水煎。每天洗 3 次。

4. 藕、黄蜡、香油。将藕蒸熟,捣烂,敷患处。或与黄蜡、香油同熬外敷亦可。主治冻裂。

5. 艾叶 10 克,葱白带须 7 个,花椒 7 粒。水煎,洗患处,每晚 1 次。用于冻疮初起。

6. 山楂不拘量,煮熟,去核,取肉捣烂,贴敷患处,每日换 1 次。

7. 甘遂、甘草各 50 克。水煎后,浸泡患处,每日 2 次,每次约 20 分钟,或共研细末,用油或凡士林调成糊状贴敷患处,每日 1 次。

8. 辣椒、生姜、白萝卜。将辣椒的里层贴在冻疮处摩擦;或用生姜汁擦;或将萝卜切成厚片,烤热后摩擦。每日 2～3 次。

9. 蚕豆叶,煎水,趁热频频洗患处。

10. 桂枝、干姜各 15 克,附子 10 克,水煎后趁热洗脚。每日 3 次,每次 8～10 分钟。治足部冻伤。

痱 子

痱子是夏天最多见的皮肤急性炎症。痱子是由汗孔阻塞引起的,多发生在颈、胸背、肘窝、腘窝等部位,小孩可发生在头部、前额等处。初起时皮肤发红,然后出现针头大小的红色丘疹或丘疱疹,密集成片,其中有些丘疹呈脓性。生了痱子后剧痒、疼痛,有时还会有一阵阵热辣的灼痛等表现,但要注意生了痱子不要用手抓,不要用强碱性肥皂洗。不要用热水烫,可用温水冲洗擦干,扑撒痱子粉。抓破后有感染的患者,应涂用抗生素药膏。

【其他疗法】

1. 花椒 10 克,放入搪瓷缸内,冲入 200 毫升开水,在小火上煮 5～6 分钟。等稍凉不烫手时,用药棉蘸花椒水轻擦患处。12 小时后,可将剩余的花椒水在小火上热一下,再重新擦洗患处。

2. 黄瓜切断面,或用捣烂的丝瓜叶涂擦痱子,每天 2～3 次,几天后可见疗效。

3. 甘草研末 1 份,滑石粉 2 份。撒在痱子上,用于较重的痱子。

4. 臭梧桐 100 克,马齿苋 200 克。水煎外洗。

5. 西瓜皮,擦拭患处,每次擦至微红,每天擦 2～3 次,2 天后可结痂。

6. 马齿苋 1 把,煮水,擦洗痱子,早、晚各 1 次。

手足皲裂

手足皲裂是由于手足皮肤受物理性或化学性因素的刺激,使皮肤干燥、增厚、失去弹性而产生的一种皮肤病。该病冬季常见。经常接触能溶解脂肪、吸收水分的物质或碱性物质的人员发病率高。皮损为深浅、长短不一的裂口,在皮肤较厚处更深,甚至出血,常感觉疼痛。惯发于手指和手掌屈侧、足跟、足底、趾缝等处。

【其他疗法】

1. 萝卜菜、蟹壳。萝卜菜煎水,蟹壳火烧,研细末。先用萝卜菜水洗,再用蟹壳末调油搽。主治皮肤皲裂。

2. 皲裂疮可选用风油膏或生肌白玉膏外搽,热烘 15～20 分钟。每日 1～2 次,7～10 日为 1 个疗程,间隔 5～7 日再行第 2 个疗程。一般 2 个疗程后,皮损变薄,皲裂皮损愈合;3～4 个疗程可获治愈。

鸡 眼

鸡眼是一种局限性圆锥状角质增生物,一般只有黄豆大小,尖端深入皮内,基底露于表面,呈圆形似鸡眼故得其名。常常发生在足底、趾间、趾背和小趾外侧等长期受摩擦和压迫的部位。鞋子不合脚或过紧是引起鸡眼的常见原因。祖国医学亦称为"鸡眼"和"肉刺"。中医认为鸡眼是由于足部长期受压,气血运行不畅,肌肤失养,生长异常所致。

【单方验方】

绿壳鸭蛋1枚,硫黄0.6克。将鸭蛋打一小孔,加硫黄于内,搅拌均匀,放在饭锅上蒸熟后服,连服1～7枚见效。主治鸡眼、扁平疣。

【其他疗法】

1. 鸦胆子仁5粒,将患处用温水浸洗,用刀刮去表面角质层,然后将鸦胆子捣烂贴患处,外用胶布粘住,每3～5日换药1次。适用于鸡眼。轻者1次,重者3次,即愈。注意保护患处周围健康皮肤。

2. 乌梅50克,食盐15克,醋15毫升,温开水50毫升。先将食盐溶在温开水中,放入乌梅浸泡24小时(新鲜乌梅可浸泡12小时),然后将乌梅核去掉,取乌梅肉加醋捣成泥状,即可外用。涂药前,患处用温开水浸泡,用刀刮去表面角质层。每日可换药1次,连续3～4次。

3. 碱、石灰各等份。将上药加冷水稀释,调匀成糊状,搽涂患处,外用胶布固定(注意保护周围健康皮肤),经5～7天后,鸡眼可坏死脱落,生出新肉芽。此方腐蚀性较强,用时须加注意。

4. 荞麦面3克,荸荠1个。捣碎,照鸡眼大小外贴。

5. 芹菜叶洗净,捏成一小把,在鸡眼处涂擦,至叶汁擦干时为止。每日3～4次,1周鸡眼即被吸收。

6. 万年青叶,先将患处用淡盐温开水泡,小刀削去老皮,然后取万年青叶适量,洗净,捣烂敷患处,纱布包扎,胶布固定,2日1换。

疥 疮

疥疮是由于疥虫感染皮肤引起的皮肤病,它是可以通过性传播的,尤其在青年男女性乱者中,本病传播迅速,故本病已经被世界卫生组织列入性传播性疾病之中。疥疮的体征是皮肤剧烈瘙痒,而且皮疹多发于皮肤皱褶处,特别是阴部。疥疮是通过密切接触传播的疾病。疥疮的传染性很强,在一家人或集体宿舍中往往相互传染。疥虫离开人体能存活 2~3天,因此,使用病人用过的衣服、被褥、鞋袜、帽子、枕巾也可间接传染。疥虫隧道为疥疮所特有,常发生在指缝和腕部的屈侧,数毫米长,弯曲状,稍隆起,呈淡灰色或皮色,隧道的盲端常有一水疱或丘疹,在表皮隧道末端可找到人疥螨。

【单方验方】

1. 苦参、威灵仙、蔓荆子、何首乌、荆芥各等份。研为细末,每次 6克,饭前用酒调服,每日 2~3 次。主治遍身疮疥。

2. 苦参 120 克,荆芥穗 30 克。研为细末,炼蜜为丸,如梧桐子大。每服 50~60 丸,清水送下。

【其他疗法】

1. 硫黄末 5 克,凡士林 45 克(小儿用量为硫黄 2.5 克,凡士林 47.5克)。调匀外用,涂擦患处,3 天后洗澡,更换衣服、被单。

2. 大枫子(去皮),熬油,涂擦患处。

3. 雄黄、花椒各适量。共研细末,用菜油调外擦。

4. 明矾、盐卤、花椒各适量。淘米水煎汤,洗涤。

5. 苦参、蛇床子、白矾、荆芥穗各等份。煎汤,放温外洗。主治疥疮。

6. 核桃(去壳)1 个,大枫子、花椒各适量。3 味捣碎,用布包,擦患处。

7. 大枫子肉 49 粒,水银 3 克,核桃 10 枚。研为细末,药末擦双手掌心,2~3 次即愈。

8. 茵陈,煮浓汁外洗。主治遍身风痒生疮疥。

9. 地肤子(即扫帚子)250 毫升,水煎,频洗。主治一切恶疮疥癞。

10. 赤小豆 49 粒,萱根适量。小豆研为末,萱根捣烂和匀,外敷赤肿处及四旁。主治恶疮疥或赤肿者。

昆虫咬伤

常见的昆虫咬伤有:① 蜂蜇伤,表现为局部红肿,有的可出现全身症状;② 蜈蚣咬伤,局部出现红肿热痛,严重者可有恶心、呕吐、头昏等全身症状;③ 蝎蜇伤,伤口有烧灼样痛,严重的可出现流涎、恶心、呕吐、嗜睡甚至虚脱,有时可出现肌肉痉挛。幼儿被蜇伤后,可因心脏和呼吸肌麻痹而死亡。

【其他疗法】

1. 鲜野菊花或鲜夏枯草,捣烂外敷。用于蜂蜇伤。

2. 大蒜或生姜,捣烂或取汁涂敷患处。用于蜂、蝎蜇伤,蜈蚣及其他毒虫咬伤。

3. 凤仙花(指甲花)全株,洗净捣烂,敷患处。有肢体麻木或有怕冷发热等症状,可捣烂取汁,每次服 50 克。用于蜂、蝎蜇伤,蜈蚣及其他毒虫咬伤。

4. 白矾、雄黄各少许,研细末,也可单用其中 1 种,水调涂患处。用于蜂、蝎蜇伤,蜈蚣及其他毒虫咬伤。

5. 鲜马齿苋,捣烂外敷患处。用于蜂、蝎蜇伤,蜈蚣及其他毒虫咬伤。

6. 竹叶,烧灰存性,研为细末,敷患处。用于水蛭(蚂蟥)吮伤出血。

7. 取鱼腥草、马齿苋,或鲜扁豆叶,捣烂外敷伤口。用于蜈蚣咬伤。

淋 病

淋病是由淋病双球菌感染引起的一种泌尿生殖系统传染病,好发于青壮年,为常见的性传播疾病之一。大多有婚外性生活或配偶感染史。偶尔可通过间接接触传染,胎儿可经产道患病。潜伏期平均 3～5 天,女性可稍长。

【单方验方】

1. 绿豆 60 克,车前草 30 克。水煎,喝汤吃豆,治愈为止。适于急慢性淋病。

2. 赤茯苓 20 克,小蓟 30 克,黄柏 30 克。水煎服。

3. 生蚕砂研末,每 30 克加黄柏末 3 克,空腹开水送下 9 克,每日 3 次。

4. 益智仁、萆薢、石菖蒲各等份,研末,每次 10 克,每日 3 次口服。

狐　臭

狐臭是腋下大汗腺分泌出一种带臭味汗液的皮肤病。多见于青年女性,年老减轻。

【其他疗法】

1. 枯矾、樟脑、蛤粉各等份。研成细末,搽患处。

2. 凤仙花不拘红白,捣碎夹腋下,等干再换,每日换 3～4 次。主治腋臭。

3. 取新鲜辣椒粉 30 克,加 2％的碘酒 200 毫升,浸泡 10 余天备用。将棉球饱蘸药液,充分涂擦腋窝。每日 1～3 次,7 日为 1 个疗程。治腋臭。

4. 生半夏适量,研细末,撒患处,每日 2 次。

5. 藕节 30 克,麻黄根 6 克。共研为细末,撒患处,每日 1～2 次。

6. 滑石粉 30 克,乌梅粉 10 克。混匀后撒患处,每日 1～2 次。

男 科 病 症

阳　痿

阳痿是男子性功能障碍的一种表现,特点是男子有性欲要求,但阴茎不能勃起,或勃起的程度不够,或不能持续一定时间,而无法进行性交的病证。阳痿的病因包括性生活频繁,或有长期手淫史;精神受到刺激(如过度紧张、过度悲痛、忧愁、恐惧、抑郁等);全身性疾病(如神经衰弱,糖尿病,结核病,肝、脑、脊髓、肾上腺、甲状腺等器官的疾病);生殖器官疾病(如睾丸发育不良或功能障碍、睾丸肿痛等);酗酒、大量吸烟或过多服用安眠药等;某些药物可致阳痿(如抗雄激素药物、抗胆碱药物)等。中医常分为肾阳虚、心脾两虚、湿热下注等证型。

【单方验方】

1. 蛤蚧 1 对,大葱子、韭菜子 60 克。焙脆,研为细末,分成 12 包。夫妻同床前 2 小时服 2 包,用黄酒 50 克送服,每次房事前必须服用。适用于阳痿。性交时阴茎不举或举而不坚,无法行房室之事者,均可服用。

2. 仙茅 120 克,淫羊藿 120 克,五加皮 120 克。用绢袋装入,酒内浸泡 1 个月,取出喝。主治男子虚损,阳痿不举。

3. 熟地黄 25 克,黄精 30 克,菟丝子 30 克,枸杞 15 克,淫羊藿 12 克,仙茅 9 克,金樱子 30 克,党参 20 克。能服。能滋肾壮阳,益气健脾。主治阳痿,伴见神疲,腰膝酸软,夜尿多,形体瘦弱等。

【食疗】

1. 大鹅 1 只约 500 克,枸杞 100 克。去鹅毛及内脏,洗净,切块。枸杞 100 克和鹅肉同放锅中,加水适量,小火煮至鹅肉熟烂时,加盐调味即成。饮汤食用。

2. 鱼鳔 15 克,猪蹄 1 只。先将鱼鳔、猪蹄洗净,放入陶瓷罐中加水750 毫升,炖至烂熟即可食用。

3. 用新鲜韭菜(又叫起阳草)60 克,粳米 100 克,同煮成粥,即可食用。

4. 牛肉 100 克,大米 200 克,五香粉适量。按常法煮粥,每日 1 次。

遗　精

遗精是指不因为性交而精液自行泄出的病证。多见于神经衰弱、前列腺炎、精囊炎等病。成年未婚男子，或婚后夫妻分居者，一个月遗精1～2次，或每周1次，并无不适感，均属正常生理现象。如果每周数次或每日数次，同时又伴有头晕、耳鸣、腰膝酸软、精神萎靡者，才要调治。遗精主要是由于缺乏性知识，长期有手淫习惯；或思想过度集中于性方面，使大脑皮质经常受到性兴奋刺激所致。

【单方验方】

1. 龙骨(生用)30克，牡蛎(煅)30克，鹿角霜60克。研为细末，酒煮面糊为丸，如梧桐子大。每服40丸，空腹，用盐汤送下。主治遗精白浊，及滑泄盗汗。

2. 人参、山药15克，芡实15克，麦冬15克，北五味3克。水煎服。治疗梦遗，症见心动不宁，口渴舌干，面红颧赤，疲倦困顿。

3. 莲蕊、莲子、芡实各等份。研为细末，金樱子熬膏，做成如梧子大药丸，每次30丸，空腹盐水送服，1个月见效。平时忌葵菜、车前子。治疗遗精早泄。

4. 金樱子、芡实等份，炼蜜丸如梧桐子大，每次80丸，临睡前用白水送服。治遗精白浊。此为治遗名方，疗效确实。

5. 砂仁30克，黄柏90克，炙甘草21克。研为细末，共炼为丸，梧桐子大。每晚服，每服50丸。主治遗精。

6. 石菖蒲30克，白果14个。水煎，加酒15毫升服。主治夜梦遗精。

7. 韭菜子15克，车前子20克。白酒煎，空腹热服。主治男子小便白浊，茎痛。

8. 荷梗25克，荷叶30克，莲房10克，莲子25克，莲心(或须)10克。晒(烘)干，研为细末，调匀，瓶装备用。早、晚各5克，空腹开水送服，5天为1个疗程，连服3～4个疗程。用以健脾益胃，清心止遗。

9. 五倍子30克，茯苓60克。研为细末，水泛为丸，如绿豆大。每次

6 克,白开水送下,日服 2～3 次。大便溏者加服,干者减服。用以涩精固肾,交通心肾。用治梦遗白浊。排尿时,尿道疼痛者禁服,否则疼痛加剧。注:服药期间,戒性生活。

【其他疗法】

1. 仙鹤草 30 克,黄芩、丹皮各 9 克,水煎后用热水洗足,每晚临睡前 1 次。治遗精、早泄。

2. 五倍子、女贞子各 30 克,研为细末,醋调成饼,敷脐。每日 1 次,7 次为 1 个疗程。治遗精。

早　　泄

早泄是指性交时,男方尚未与女方接触或刚开始接触时即发生射精,以致不能继续性交的一种病症,民间称为"见花谢"。其病因包括精神过度紧张;身体处于疲劳状态;长期手淫或纵欲过度;患有神经系统疾病,如神经衰弱;以及一些炎症,如后尿道炎、前列腺炎、精囊炎或精阜炎,引起精阜充血,易受激惹而致早泄。其临床表现为性交时男子射精过早。但对"过早"尚有争议,从少于 30 秒到 2 分钟不等(指阴茎插入阴道至射精的时间);还有人以阴茎在阴道内抽送 10 次之前射精作为标准。但还是主张由夫妻双方自己来决定。

【单方验方】

1. 淫羊藿 500 克,酒 2 000 克。将淫羊藿放入酒中浸 3～7 日,随时少量饮用。

2. 金樱子 500 克,党参、续断、淫羊藿、蛇床子各 50 克,白酒 2.5 升。上药放酒中浸泡半个月起用,每日早、晚各服 25 毫升。

【食疗】

1. 鲜韭菜 60 克,粳米 100 克。取新鲜韭菜切细,先煮粳米为粥,待粥沸后,加入韭菜末,精盐,同煮成稀粥,早、晚分服。

2. 羊肾 1 对,去白筋膜加入肉苁蓉(切片黄酒浸)、杜仲各 20 克。共煮汤,调味食用。

【其他疗法】

1. 仙鹤草 30 克,黄芩、丹皮各 9 克,水煎后用热水洗足,每晚临睡前 1 次。

2. 五倍子适量,研为细末,用米醋调和,贴敷肚脐。

前列腺炎

前列腺炎是指前列腺发生感染性病变。患者往往出现尿频、尿急、排尿困难、尿道不适、下腹部酸胀等临床症状,属于中医的"淋证"范畴。

【单方验方】

1. 川萆薢 12 克,益智仁、乌药各 4.5 克,石菖蒲 3 克。水 200 毫升,煎至 160 毫升。加少量盐,每日分 2 次服。主治白浊。

2. 茯苓 120 克,龙骨 60 克,五倍子 500 克。研为细末,水煮面糊,做丸如梧桐子。每服 40 粒,空腹盐汤送下。主治心肾俱虚,小便白浊淋沥不已,夜梦遗精,虚烦盗汗。

【食疗】

1. 鲜车前草 60 克,猪小肚 200 克,将车前草、猪小肚洗净,同放入沙锅中,加水适量,用文火煮沸后,再炖至猪肚烂熟,加食盐调味。每日 2 次,食肚饮汤。

2. 冬瓜皮 50 克,西瓜皮 50 克。水煎服汁。

【其他疗法】

1. 地龙 2 条,蜗牛肉 2 只,共捣烂,加车前子 2 克,研为细末,敷脐。早、晚各换药 1 次。治淋证。

2. 萆薢 30 克,土茯苓 30 克,金钱草 20 克,刘寄奴 60 克,白花蛇舌草

60 克,赤芍 20 克,桃仁 20 克,红花 20 克,当归 15 克。水煎滤液,配制成热泥,湿敷下腹部。也可以直接用天然泥加热敷下腹部。适用于慢性前列腺炎。

3. 选腰骶部,患者俯卧,医者站于其旁,用手掌按揉腰骶部 20 次。用于前列腺炎。

4. 金银花、野菊花、蒲公英、紫花地丁各 15 克,紫背天葵子 6 克。上药水煎去渣,保留灌肠 100 毫升,每日 1 次。用于急性前列腺炎。

不 育 症

凡育龄夫妇婚居 2 年,未采取任何避孕措施而未曾孕育者,或曾孕育而后 2 年以上未再孕育者,均称为不育症。前者称原发性不育,后者称继发性不育。据国外有关资料统计,不育夫妇占已婚育龄夫妇的 15%,其中男性不育至少占 50%。男性不育的原因十分复杂,主要有以下几方面:① 先天性发育异常,包括阴茎、尿道、睾丸与其他生殖器官发育异常;② 内分泌功能异常,包括下丘脑功能障碍,垂体功能障碍,甲状腺、肾上腺疾病等;③ 免疫功能异常,由生殖道感染、输精管阻塞、睾丸损伤、遗传因素缺陷等原因引起精子抗原与抗精子抗体反应,是不育的一个原因;④ 性功能障碍,如阳痿、不射精症、逆行射精等,不能使精液进入女性生殖道而引起不育症;⑤ 输精管道梗阻、精索静脉曲张等其他因素均可引起不育。中医分为湿热下注、气血两虚、肾虚等证型。

【单方验方】

1. 炒韭子 12 克,菟丝子 12 克,补骨脂 12 克,生地黄 12 克,熟地黄 12 克,制首乌 15 克,紫河车 12 克(焙干研极细粉冲服)。煎汤内服,疗程为 1~3 个月,用于精子异常。

2. 五味子、覆盆子、菟丝子、枸杞、车前子各 15 克,当归、巴戟天、仙茅、仙灵脾、黄柏、知母各 9 克。水煎服,每日 1 剂,分 2 次服,20 天为 1 个疗程。主治精液异常之男子不育。

【食疗】

1. 羊脊1具,肉苁蓉30克,菟丝子3克,大米适量。羊脊骨洗净剁碎,肉苁蓉、菟丝子布包,一并置锅中,加水适量,共煮炖4小时,取清汤适量,加入大米煮粥食用。经常食用,并可加入葱、姜,五味调料。可补虚损,益精气。主治消瘦,腰脊疼痛,阳痿无子。

2. 羊肉500克,切成大块,加茴香、桂皮、花椒、生姜、胡椒各5克,盐适量,调以黄酒20毫升,煮熟食用。

前列腺癌

前列腺癌是指发生于前列腺腺体的恶性肿瘤,多发于前列腺的后叶或两侧叶的边缘。发病年龄多在50岁以上,年龄越大,发病率越高。早期不易发现,故常得不到及时诊治。本病的病因一般认为同体内雄激素与雌激素之间的平衡紊乱有关。临床表现早期症状多不明显,常有短时的尿频及夜尿。随着病情的发展,可出现尿流变细、尿程延长、尿痛及尿潴留。晚期则可见血尿和疼痛。如有背痛,则常标志着已有转移。晚期前列腺癌可沿淋巴和血行转移播散,侵及骨骼如骨盆、腰椎、股骨等及内脏如肺、肝等。属中医学的"血淋"、"劳淋"、"癃闭"等范畴。

【单方验方】

1. 滑石30克,生杭芍20克,知母24克,黄柏24克。水煎服。主治前列腺癌,下焦蕴蓄实热,膀胱肿胀,溺管闭塞,小便滴沥不通。

2. 川楝子15克,白花蛇舌草、半枝莲、草薢、薏苡仁各30克。水煎服。

3. 马鞭草30~60克。水煎服。

4. 大黄9克,滑石9克,皂角9克。研末,空腹时用温酒调服。主治前列腺癌,实热互结,小便不通,或大小便俱不通。

5. 冬虫夏草、仙灵脾各15克,仙茅12克,水煎服。用于前列腺癌晚期多处转移者。

6. 生地黄、当归、赤芍各 20 克,川芎、五灵脂各 23 克,大黄(酒蒸)45克。砂糖为丸,每服 9 克,开水送下。主治前列腺癌,瘀血停蓄,血淋,茎中刺痛难忍。

7. 夏枯草、败酱草、金钱草、王不留行、龙葵各 30 克,薏苡仁根 60克。水煎服。

8. 野葡萄根、菝葜各 60 克,白花蛇舌草、半边莲各 30 克。水煎服。

9. 土茯苓 60～120 克。水煎,频饮。

10. 人参 10 克,车前子 15 克。水煎服。主治前列腺癌,正气亏虚,膀胱气弱小便不利。

【食疗】

1. 三七 10 克,香菇 15～30 克,母鸡 1 只,大枣 20 枚,油、盐、姜丝、蒜泥各少许。加水适量,慢火炖,等鸡肉烂熟。用于癌症手术后、放疗后、化疗后的身体虚弱者。

2. 菝葜 500 克,猪瘦肉 100 克。水煎,分次服汤吃肉。

骨伤科病症

扭 挫 伤

扭、挫伤是临床较常见损伤,即跌打损伤。扭伤指间接暴力使肢体和关节周围的筋膜、肌肉、韧带过度扭曲、牵拉,引起损伤或撕裂。多发生在关节及关节周围的组织。挫伤指直接暴力打击或冲撞肢体局部,引起该处皮下组织、肌肉、肌腱等损伤。以直接受损部位为主。颈、肩、肘、腕、指间、髋、膝、踝、腰等部位都可引起扭挫伤。其中腰部扭挫伤是最常见的腰部伤筋疾患,多见于青壮年。跌打损伤轻者伤及肌肤,多于短期内痊愈,只用下面方法治疗即可;重者伤筋动骨,创面污染,或出血过多,甚至伤及内脏,生命垂危,应立即送往医院抢救。属中医"血瘀"、"痹证"范畴,多由气血、经脉瘀阻不通所致。

【单方验方】

1. 通筋草 45～60 克(鲜品,取根部),又名白花蓼草。水煎。伤重者每剂用生通筋草 60 克煎汁内服(茎叶不要);轻者每剂用 45 克。将药汁煎好后,用砂糖、黄酒少许冲服。能饮酒者,多用点酒也可以。可活血通络,散瘀止痛。

2. 冬瓜子,炒黄,研为细末,用温酒冲服 9 克,每日 2 次。主治跌打损伤。

3. 当归 60 克,没药 30 克,乳香 30 克,苏木 30 克。研为粗末,用酒100 毫升,水 50 毫升,同煎至 75 毫升。饭后临睡服。主治跌打损伤。

4. 生大黄 30 克(烘),用老姜 60 克捣烂,绞汁隔水炖,温服。调大黄末涂于痛处,用纱布包扎,每日换药 1 次。主治跌打损伤,初时不痛,经年累月忽痛,按之不痛,活动后牵掣痛。

5. 炒香附 20 克,姜黄 30 克。共研为细末,每日 3 次,每次 5 克。孕妇忌服。主治四肢肌肉、关节扭伤或挫伤后疼痛者。

6. 土鳖虫,焙干研末,每日 2 次,每次 5 克,黄酒冲服。主治关节扭伤或挫伤后疼痛。

7. 一枝蒿,研为细末,每日 2 次,每次 0.05 克,黄酒冲服。主治关节扭伤或挫伤后疼痛。此药有毒,服用需注意,孕妇、小儿忌用。

8. 鲜马齿苋 500 克,洗净捣汁,分 3 次服,1 日服完。主治关节扭伤或挫伤后疼痛。

9. 鲜旱莲草,洗净捣烂,取汁,每日 3 次,每次半茶杯,温水或黄酒少许送下。如无鲜的,亦可用干旱莲草 50 克水煎服。用于胸壁挫伤后咯血。

11. 干荷花瓣 200 克,焙干研末,每日 2 次,每次 25 克,黄酒送服。用于胸壁挫伤后咯血。

【食疗】

1. 鸡血藤 60 克、冰糖 60 克。浸入白酒 500 毫升中 7 日。每次 20 毫升,每日 2 次。能活血祛瘀,通络舒筋。主治上肢扭挫伤。

2. 鸡蛋 2 个、两面针 30 克。加水适量同煮至蛋熟,去壳后加红砂糖适量再煮 5 分钟去渣。每次 1 个,每日 2 次,吃蛋喝汤。能活血通络,消肿止痛。主治一般扭挫伤。

3. 宝塔菜干根(又名甘露、地葫芦)10 克,杜衡根 3 克共研碎,黄酒适量送服,每日 1 次。能活血,散瘀,止痛。主治跌打损伤。

4. 建神曲 100 克,与黄酒、白酒各 200 毫升一起泡 2 小时。每日 1次,每次 50 克。主治急性腰扭伤。

【其他疗法】

1. 苍耳草 1～2 棵。去子,用清水洗净,用铁锤锤烂,敷于患处,用纱布(或青布,白布也可)包扎好,顷刻即可止痛。可祛风清热,解毒止痛。

2. 五倍子(打碎,炒黄,研为细末)120 克,陈醋 240 克。上药调匀成膏,敷患处。可消肿,止痛,续骨。主治跌打损伤。

3. 满天星,用口嚼碎,敷患处。主治跌打损伤,并治犬咬伤。

4. 葱头,切碎捣烂,炒热。敷患处,凉了再换,肿痛可止。主治肢体肿痛,跌打损伤等。

5. 绿豆粉,炒成紫色,用清水调成膏。敷在患处,凉了再换,肿痛可止。主治损伤。

6. 陈紫苏叶,患处包扎。不作脓,无瘢痕。主治外伤出血。

7. 丝瓜叶,阴干研成末,敷于患处。可消肿止痛。主治跌打损伤及金疮。

8. 韭菜适量,捣烂,敷患处,每日 1 次。主治四肢肌肉、关节扭伤或挫伤后无骨折及皮肤损伤,而局部肿痛甚至发绀者。

9. 茜草、黄柏各 15 克。研末水调,敷患处,每日 1 次。

10. 生栀子 200 克,鸡蛋白 2 个,面粉 50 克。将栀子研末,加蛋白、面粉,水调成糊状,厚敷患处,每日 1 次。

∽◦ 骨　折 ◦∽

骨折是指骨或软骨失去完整性或连续性的损伤。多因暴力外伤或骨质疏松及其他疾病所引起。以下诸方用于骨折、脱臼闭合复位夹板固定后,有消肿止痛作用。

【单方验方】

1. 当归、续断、骨碎补、牛膝、桃仁、金银花各 15 克,黄酒 2 碗,煎至 1 碗,空腹服,不拘轻重,服数剂永无后患。治折伤。

2. 虎杖 60 克,赤芍药 30 克。研为细末,每次 4.5 克,温酒调下,不拘时候。主治骨折伤血瘀不散。

3. 螃蟹、蜗牛、川牛膝各等份。焙干研末,每日 2 次,每次 25 克。

4. 生半夏 50 克,土鳖虫 100 克,自然铜 200 克。土鳖虫与半夏同炒黄,自然铜煅红醋淬 7 次,共研为细末,每日 2 次,每次 10 克。

∽◦ 颈 椎 病 ◦∽

颈椎病是因颈椎长期劳损、骨质增生,椎间盘突出,韧带增厚,压迫颈脊髓、神经根和血液循环功能障碍所致的综合征。包括颈椎骨关节炎、增生性颈椎炎、颈神经根综合征、颈椎间盘突出症等。① 神经根型颈椎病可见:颈枕部或颈肩部疼痛或麻木,呈持续性或阵发性并向上肢及手指放射传导,可以伴有针刺样或过电样串麻感,当颈部活动或咳嗽、打喷嚏或用力稍大时疼痛及串麻感可加重;同时也可以有上肢肌肉萎缩、发沉、酸痛无力、动作不灵活等现象,在夜间颈肩部及上肢可能痛得更厉害,可以翻来覆去睡不着。② 脊髓型颈椎病可见:进行性的四肢麻木、无力、僵硬、活动不灵活、行走踩棉花感、甚至四肢瘫痪,胸部或腹部的束带感觉,大小便困难或失禁等。③ 交感型颈椎病可见:头痛或者偏头痛、头晕,可伴有恶心、呕吐,视物不清楚、模糊、视力下降,瞳孔扩大或者缩小,眼睛后部胀痛,心跳加速,心律不齐,心前区疼痛,血压升高,头颈部以及四肢出汗异常以及耳鸣,听力下降,发音障碍等,也可表现为眼花、流泪、鼻塞、心动过缓、血压下降、胃肠胀气等复杂的表现。④ 椎动脉型颈椎病可见:发作性眩晕,突发性弱视或者失明、复视等,但在短期内可以恢复,可以出现猝然摔倒等表现。而这些症状大多在头部突然旋转时或者屈伸时发生。

相当于中医之"痹证"、"痿证"等范畴。

【单方验方】

1. 木瓜(去瓤)1 个,没药 30 克,乳香 3.7 克。将乳香、没药放入木瓜,两半合紧扎定,在饭上蒸 3～4 次,研成膏。每次 60 毫升,用地黄 12 克,黄酒煎汤送下。主治落枕、颈项扭伤所致不得转侧。

2. 葛根、桂枝、白芍药各 15 克,甘草 5 克,麻黄 8 克,生姜 3 片,大枣 5 枚。水煎服,每日 1 剂。

【其他疗法】

1. 黑豆 2 500 克,放锅中加水蒸热,取出,以布包裹为枕,睡时枕之。

2. 取大椎、病变颈椎夹脊及痛点拔罐,留罐 15 分钟,每日 1 次。

3. 大椎至腰阳关,足太阳膀胱经 1 线痛点及区域走罐,至皮肤潮红或产生皮下瘀斑为度。每周 1 次。

4. 生桃叶适量。将生桃叶布袋包好水蒸煮后,将患处枕在其上。每次 20 分钟,每日 2～3 次。主治气滞型落枕。

5. 用手在患处轻轻揉、搓、碾;若涂上些风油精后按摩,效果更好。

6. 白糖、盐各 250 克,用布包好,放笼屉蒸热,取出后热敷患处,并同时活动头部。

7. 用输液瓶装满热水,用布或毛巾包裹,在患处熨烫。

肩 周 炎

肩周炎也称粘连性关节囊炎,俗称"肩凝症"、"五十肩"或"露肩风",是肩周肌肉、肌腱、滑囊和关节囊等组织的慢性炎症,形成关节内外粘连,阻碍肩关节的活动。多发生于 40 岁以上的中老年人,起病缓慢,病程较长。

初起为肩部轻微疼痛,活动失灵,以后逐渐加重,严重者,稍一触碰,即疼痛难忍,或夜不成眠,或半夜痛醒;肩关节活动受限,不能摸裤袋、扎裤带、摸肩、梳头,甚至洗脸、漱口也有困难;肩部有广泛压痛,甚则肩周肌肉萎缩。

【单方验方】

1. 片姜黄 10～15 克,研为粗末,水煎服。用于臂痛、肩痛。

2. 嫩桑枝 50 克,切碎,加水 3 碗,煎至 2 碗,每日分 2 次服,可以连服。用于臂痛及肩痛。

3. 威灵仙 7.5 克,防己 10 克,甘草 5 克。研为粗末,水煎服。用于肩臂痛,由于风湿较重者。

4. 秦艽 10 克,羌活 5 克,红花 7.5 克,丝瓜络 3 寸。水煎服。用于手臂痛。

【其他疗法】

1. 取川芎、细辛、丹参、羌活、黑附片、乳香、没药、桑枝、桂枝、红花各等份,加工成粗末,作枕芯用。

2. 老生姜 500 克,葱子 250 克,醪糟(即酒酿、江米酒)200 克。捣烂后,炒热敷痛处,冷后加热再敷。用于上肢肩胛骨痛。

3. 肩部、肩胛骨区域走罐,至皮肤潮红或产生皮下瘀斑。每周 1 次。

腰间盘突出症

腰间盘相当于一个微动关节,是由透明软骨板、纤维环和髓核组成,分布在腰椎骨间,腰椎间盘退行性改变或外伤所致纤维环破裂,髓核从破裂处脱出,压迫腰椎神经,而出现腰腿放射性疼痛。好发于 20～50 岁的青壮年,男性多于女性。腰间盘突出症有以下临床表现:① 腰腿部疼痛。② 下肢放射性疼痛。由于腰间盘突出多发生在腰椎 4～5 或 5 骶椎间隙,正是坐骨神经根处。所以,腰间盘突出患者多有坐骨神经痛或先由臀部开始,逐渐放射到大腿后外侧、小腿外侧、足背及足底外侧和足趾。中央型突出常引起双侧坐骨神经痛。当咳嗽、打喷嚏及大小便等腹内压力增高时有传电般的下肢放射性疼痛加重。③ 感觉及麻木异常。腰间盘突出后造成神经根接触区域局部压迫或牵扯压迫,是神经根本身的纤维和血管受压变形而导致缺血、缺氧,而使腿部出现疼痛、麻木,还有的会引起下肢发冷、发凉,足背动脉减弱等。④ 肌肉瘫痪。腰椎间盘突出物压迫神经时间较长者,可引起神经麻痹或肌肉瘫痪,有的还可引起间歇性跛行,脊柱侧凸、侧弯等。腰间盘突出属中医学"腰腿痛"、"痹证"范畴。

【单方验方】

1. 青盐 10 克,猪腰子 1～2 个,杜仲 15 克,补骨脂 25 克。将补骨脂炒黄,与青盐、杜仲共研细末;猪腰烧熟,用猪腰蘸药末服,轻者 1～2 次,重者数次即愈。

2. 丝瓜子,将丝瓜子炒熟,研成末,每次 5～10 克,用酒送服,并以渣敷患部。主治腰痛。

3. 核桃肉 100 克,切细,用热烧酒,另加红糖调服。

4. 当归、肉桂、延胡索等份。研为细末,每次 10 克,黄酒调下。治闪挫一切腰痛。

5. 杜仲(炒去丝)、木香各 120 克,官桂 30 克。研为细末,每次 6 克,空腹用温酒调服。治疗腰痛。

6. 大黄、生姜各 15 克。同炒至焦黄,用 70 毫升水浸一宿,早晨去渣,顿服。主治打扑腰痛,恶血蓄瘀,痛不可忍。

7. 西瓜青皮,阴干,研成细末,盐酒调服 9 克。主治闪挫腰痛。

8. 白术 90 克,芡实 60 克,薏苡仁 90 克。水煎服。主治腰痛,兼治梦遗。

9. 青皮、补肾脂(炒)、威灵仙各 30 克,黑牵牛(炒)90 克。研为细末,每次 6 克,温酒调服,空腹饭前服。主治腰疼,肾脏久虚腰痛不可忍者。

10. 白术 30 克,酒 300 毫升,水 600 毫升,水煎服。主治腰痛不能俯仰。

【其他疗法】

1. 艾叶 100 克,醋炒,敷患处,每日更换 1 次。主治劳损腰痛。

2. 肩关节痛,取大杼、风门、肩井、曲垣等穴拔罐;腰痛,取肾俞、大肠俞、腰阳关等穴;坐骨神经痛,取环跳、秩边、风市、阳陵泉、承山等穴。

3. 生川乌、生草乌、生乳香、生没药、血竭、急性子、地鳖虫、肉桂、羌活、独活各 30 克,共研细末。加好醋煅热,调成糊状,趁热敷贴腰部痛处。主治腰椎间盘突出症。

4. 乳香、没药、杜仲各 12 克,麻黄、自然铜各 10 克,马钱子、生草乌、生川乌各 6 克,骨碎补 20 克。炼制成膏备用。取适量敷贴患处。每日 1 次,10 日为 1 个疗程。主治各型腰椎间盘突出症。

5. 桑枝、柳枝、槐枝各 100 克。煎汤,先熏后洗。治腿痛。

6. 鲜松毛(即毛松叶)2 500 克,米醋 250 毫升。将松毛叶捣碎,将松毛摊在热炕上,用布盖上,用醋撒上,然后躺上,盖被出汗。用于风寒腿痛。

7. 督脉(大椎至腰阳关),足太阳膀胱经 1 线走罐,至皮肤潮红或产生皮下瘀斑为度。

8. 肾俞、腰夹脊、腰阳关、十七椎拔罐。足少阳病变为主,拔罐环跳、风市、阳陵泉、悬钟;以足太阳经病变为主,拔罐秩边、殷门、委中、阳陵泉、昆仑。留罐 15 分钟,每日 1 次。

骨关节结核

骨与关节结核多继发于呼吸系、消化系结核。是由于结核杆菌感染,侵犯骨组织而致局部肿胀、疼痛及功能障碍等症状的继发病变。青少年多见,好发于负重的骨关节,脊柱占第一位,其次是髋、膝、踝关节,上肢较少。属中医学"骨痨"、"骨疽"、"流痰"等范畴。

【单方验方】

1. 乌梢蛇,地龙。共研为细末。每次 0.5 克,每日 2 次,白开水送服。能攻毒散瘀。主治骨结核,骨髓炎,淋巴结核漏孔年久气血两虚病入膏肓者。注:服用该方用量应采取逐渐递增的方式,一般在服用 1~2 周后增加至初服量的 1 倍。

2. 龟粉和大枣(去核)各 250 克,做成丸,早、晚各服 20 克。用于骨关节结核早期或晚期,未溃或已溃者。

【其他疗法】

1. 取局部日光浴,每次照射时间,一般不超过 30 分钟。治疗骨结核。

2. 斑蝥 3 克,青蒜 3 克,樟脑、花椒各 12 克。用白酒 360 克和醋 120 克混匀,将上药放入浸泡 7 天,用时以棉签蘸药汁擦患处,每日 1 次,2 个月为 1 个疗程。

痛 风

痛风是由于嘌呤代谢紊乱所致的疾病,临床以高尿酸血症,急性关节炎反复发作,痛风石沉积,慢性关节炎和关节畸形,肾实质性病变和尿酸结石形成为特点。临床根据典型的关节炎发作表现,诱发因素,家族史,发病年龄,性别以及泌尿系统尿酸结石的病史,可以作出初步诊断;血液中尿酸增高,可帮助诊断;必要时可作痛风石活检及关节腔穿刺进一步诊断;诊断有困难时,可用秋水仙碱诊断性治疗。若为痛风,用秋水仙碱后症状迅速缓解。属于中医"痹证"范畴。

【单方验方】

1. 大猪胆 1 个,用热烧酒调下。治疗痛风,筋骨疼痛。

2. 豨莶草(炮制)50 克,当归 50 克,十大功劳(根皮)50 克,牛膝 25

克,生地 25 克,金银花 25 克。用陈老酒浸服,10 日痊愈。治诸风疼痛。

3. 黄芪 90 克,白术 60 克,生地、玄参各 30 克,甘菊花 15 克。水煎服。主治痛风。

4. 桑枝 30 克,炒香,加水 240 毫升,煮取 120 毫升。1 日服完。主治痛风。

5. 马齿苋 500 克,五加皮 250 克,苍术 120 克(粗末)。以水煎汤洗澡;急用葱姜捣烂,冲热汤 600 毫升服并取汗。可消炎止痛。主治筋骨疼痛。

6. 五灵脂 60 克,没药 30 克,乳香(焙)15 克,川乌头(炮)45 克。研为细末,水和制成 6 克丸,每用 1 丸,生姜汁和温酒送服。主治手足身体疼痛、冷麻。

7. 生川乌 120 克,五灵脂 120 克,威灵仙 150 克。洗净晒干研为细末,用酒糊丸,如梧子大。每次 7～10 丸,盐水送服。主治手足麻痹或瘫痪疼痛,腰膝痹痛或打扑伤损。

【食疗】

1. 石膏 100 克,大米 60 克。将石膏水煎去渣取汁,再加入大米煮粥服食。

2. 炒薏苡仁 30 克,大米 50 克,煮粥服食。

【其他疗法】

1. 乳香、没药各 50 克,研为细末,皮胶 150 克,生姜 1 千克,取自然汁。先将生姜汁在沙锅内煎数沸,入皮胶化开,将锅取下,入乳香、没药,搅匀成膏,贴患处。用热水袋在膏药上熨。主治痛风所致的关节疼痛。注:勿犯铁器。

2. 食盐 500 克,小茴香 120 克。放锅内炒热,取出一半用纱布包住熨烫痛处,凉了再换另一半,再炒,如此反复更换熨烫数日,每日 2 次。主治痛风。

3. 田螺 7 枚。取上药捣烂涂,敷患处。主治风热湿痹型痛风。

4. 凤仙花、柏子仁、朴硝、木瓜各等量。上药加大量水煎汤洗浴,每天洗 2～3 次。主治痛风。

5. 生姜切片。另取生姜 60 克,火烧捣烂。将生姜片蘸香油擦患处。擦后将捣烂之生姜敷于痛处即愈。主治两足痛如刀割。

6. 肩关节痛,取大杼、风门、肩井、曲垣等穴拔罐;腰痛,取肾俞、大肠俞、腰阳关等穴拔罐;坐骨神经痛,取环跳、秩边、风市、阳陵泉、承山等穴拔罐。治风湿痹痛。

主要参考书目

白恩贤，王术平. 1993. 白郡符临床经验选. 哈尔滨：黑龙江教育出版社

保定市市区人民委员会卫生科. 1959. 中医效方精选. 保定：保定地区人民出版社

陈贵廷，杨思澍等. 1991. 实用中西医结合诊断治疗学. 北京：中国医药科技出版社

陈泽霖，宋祖敬. 1987. 名医特色经验精华. 上海：上海中医学院出版社

程仲平. 1993. 百病经验一味良方. 北京：中医古籍出版社

傅景华. 1990. 古代验方大全. 北京：中医古籍出版社

甘肃省卫生厅. 1956. 甘肃中医验方集锦. 兰州：甘肃人民出版社

高明枢. 1999. 拔罐治百病. 长春：吉林人民出版社

广东省卫生厅. 1959. 广东中医锦方选集. 广州：广东人民出版社

广西僮族自治区中医药研究所. 1963. 广西中医验方选集. 南宁：广西僮族自治区人民出版社

黑龙江省卫生工作者协会. 1957. 中医秘方验方. 哈尔滨：黑龙江人民出版社

胡国臣. 1991. 新编偏方验方汇海. 北京：中医古籍出版社

吉林省卫生厅. 1961. 吉林省中医验方秘方汇编. 长春：吉林人民出版社

李德斯. 1990. 祖传秘方大全. 北京：北京科学技术出版社

李家庚，费兰波. 2002. 拔罐疗法保健. 北京：科学技术文献出版社

李开山. 1994. 六世中医实用秘方. 北京：北京科学技术出版社

刘智壶. 2002. 中国传统医疗绝技大全. 太原：山西科学技术出版社

马洪文. 1990. 新编验方秘方大全. 北京：学苑出版社

明·罗浮山人. 1987. 篆竹堂集验方. 北京：中医古籍出版社

明·王鳌. 1991. 古单方. 北京：中医古籍出版社

明·王象晋. 1989. 三补简便验方. 北京：中医古籍出版社

明·张时彻.1987.急救良方.北京：中医古籍出版社

清·不著撰人.1990.增补神效集.北京：中医古籍出版社

清·年希尧.1991.集验良方.北京：中医古籍出版社

清·钱峻.1988.经验丹方汇编.北京：中医古籍出版社

清·田间来是庵.1987.灵验良方汇编.北京：中医古籍出版社

清·王孟英.1991.四科简效方.北京：中医古籍出版社

清·吴世昌.1987.奇方类编.北京：中医古籍出版社

裘沛然.1991.中国中医独特疗法大全.上海：上海文汇出版社

山东省卫生厅.1957.山东省中医验方汇编.济南：山东人民出版社

山西省卫生厅.1956.山西省中医验方秘方汇集.太原：山西人民出版社

上海市中医文献研究馆.1960.验方选辑.上海：上海科学技术出版社

王长海.2001.新编家庭食疗手册.西安：世界图书出版公司

王桢.1958.中医实用偏方汇编.太原：山西人民出版社

西安市卫生局.1957.中医验方秘方汇集.北京：中医古籍出版社

张年顺,李瑞等.1997.神仙奇方999.北京：中国中医药出版社

浙江省卫生厅.1959.浙江中医秘方验方集.杭州：浙江科学技术出版社

中医研究院革命委员会.1970.常见病验方选编.北京：人民卫生出版社

附：如何煎煮中药能使疗效更好？

汤液，又叫水药、汤剂，为商代伊尹所创。汤剂不仅服用方便，而且提高了药效，降低了毒副反应，保证了用药安全，成为中药最常应用剂型。在汤剂的制作上，汉代张仲景又创制了煮剂、煎剂、饮剂三种不同的剂型。煮剂，就是用不同的液体煎煮药物，去滓取汁。除了使用饮用水煎煮药物外，还采用了蜜水、醋水等不同的煎煮液。煎剂，就是先将药物煎煮后去滓取汁，再将煎出的药汁加热浓缩。有药量小，作用强，减少胃肠刺激等优点。饮剂，又称"汤渍"，就是采用不煎而泡的制作方法，用沸水浸泡药物，片刻之后绞汁去滓，分温再服。如何煎好中药、制作汤剂呢？借鉴前人的经验，我们必须注意抓好以下几个方面。

煎药容器的选择

一般应选用陶器、砂锅，亦可用搪瓷器皿，忌用铁器和铜器。铁的化学性质不稳定，易氧化，在使用铁的容器煎药过程中，易与中药内所含的鞣质、苷类等成分发生反应，化合成鞣酸盐或其他成分，不仅难以服用，而且由于大量鞣质被铁破坏，影响药物质量和疗效，甚至产生毒副反应。铜的化学性质虽然较稳定，但亦能和某些中药成分发生反应。

而砂锅、陶器是硅酸盐类制品，化学性质稳定，不会与药物的有效成分起化学反应而影响药效，且受热均匀、散热慢，因此能保证汤剂的质量，成为最常用的煎药器具。如无砂锅，也可用完整的搪瓷制品煎药。

加水量的选择

汤剂煎煮时，加水量的多少对煎煮的质量有很大影响。煎药所加的水量，一部分被药材吸收，一部分在加热过程中被蒸发，剩下的则是所得的药液。加水的数量应考虑所采用药物的质性、重量和体积、吸水能力、功能主治以及加热时间长短而定。一般情况下第一次加水量为药物重量的 5～8 倍,或是药物体积的 1～2 倍,最少也应当以完全淹没药物或稍高为度。第二次加水量为药物重量的 2～3 倍或药物体积的 0.5～1 倍,但也要根据药物多少、体积大小、吸水情况等酌情增减。

火力的选择

煎药火力的大小以文火、武火表示。文火是微火,火力较弱,约相当于电炉 800℃左右的火力,水分蒸发与温度上升都很慢;武火是强火,火力较大,约相当于电炉 1 500℃左右的火力,故不注意时易将药物烧糊或溢锅。从物理化学角度来讲,主张用文火好。如果一开始就用武火,生药的组织中淀粉或蛋白质会因高温而糊化或凝固,妨碍药物有效成分的进一步溶出,这与不能用开水煎药是同一道理。

一般煎药的火候宜根据方剂主治及处方药味的性质而定:煎煮解表剂应用武火、大沸、敞锅速煎,协助药物迅速发挥作用;煎煮渗湿利尿剂,由于药物味淡,宜用文火煎煮;煎煮疏肝理气、调经养血药物,宜用文火与武火交叉煎煮;煎煮补中益气的方剂,宜用武火煎沸后,改用文火,小沸加盖,使药汁浓厚、药力持久。

煎药时间的选择

煎药时间主要以加水量、火候及取得的药液量多少来控制。煎煮时间分成三个档次,即解表药、滋补药和一般药。解表类药材,大多数质地松轻,多含挥发性成分,煎煮时间过长,会散失成分而影响药物疗效,故煎煮时间要短,减少挥发,一般从沸腾起计时 10～15 分钟。滋补类药材,大多数为质地坚硬的根和根茎及动物组织等药材,含有糖、树脂、蛋白质等成分,溶出往往较慢,如人参、黄精、地黄、龟板等,只有较长时间煎煮才能把有效成分溶出,故煎煮时间要稍长,从煮沸计时 30～35 分钟。其余药材可视为一般类药材,煎煮时间多在煮沸后计时 20～30 分钟。

煎煮次数的选择

现代实验研究报道,汤剂煎煮两次为宜,且煎煮前宜用冷水或温水先将药材饮片浸泡 0.5～1 小时。浸泡后,有利于有效成分析出。煎煮一定时间后,因为饮片组织中药液浓度与水煎液的药物浓度相等而无法继续溶出,需要将第一次煎出的药液倾出,再加水煎一次,则又造成了饮片与溶剂间的浓度差,会继续溶出药物中的各种成分,也就是第二次煎出物,一般说它的含量要比第一次煎出物减少一些。但由于药物性质不同,有易煎出者,有不易煎出者,所以,头煎和二煎的药液中的成分亦不一样。由此可知,中药只煎一次是不够的,煎两次比较合理,有效成分提取更完全,临床疗效更好。

特殊药物的煎煮方法

由于药材所含有效成分性质不同,来源不同,对煎煮要求的条件也不同,因此有先煎、后下、包煎,另煎、冲服、烊化的不同煎煮方法。

先煎,是指一些矿石及贝壳类、动物骨、甲、角类药材,有效成分难于煎出,故应采取打碎先煎,用武火煮沸 20 分钟以后,再放入其他药物同煎至规定时间,如生石膏、磁石、代赭石、紫石英、龙骨、牡蛎,炙龟板,炙鳖甲、石决明等。

后下,是指某些含芳香挥发性物质的药物,久煎易损失药效,故宜后下短煎,即在其他药物将要煎好前 10～15 分钟放入即可,如薄荷、藿香、佩兰、青蒿、砂仁、蔻仁等,再如大黄、钩藤也宜后下。

包煎,是指那些黏性强、粉末状及带有绒毛的药物,先装入纱布袋中再与其他药物同煎,以防止药浓混浊或刺激咽喉引起咳嗽及沉于锅底加热引起焦化、糊化,如白及、车前子、枇杷叶、旋覆花、蒲黄,葶苈子、海金砂及蛤粉、青黛、黛蛤散等均宜包煎。

烊化,主要是胶类(如阿胶),也有少数无机盐类(如芒硝)、膏滋类(如枇杷叶膏)、饴糖类。它们在煎煮过程中,一方面由于引起药液黏稠而易糊锅,或被药物夹裹而损耗,另一方面也会影响其他药物成分的煎出。先把其他药物煎成药汁,然后把需要烊化的药物投入药汁中,使其溶化后服用,另外,也可以把待溶的药物另加少量水,用直火加热或隔水炖化后,和入药汁服用。

另煎,是指一些贵重药物,为了更好地煎出有效成分,还应另外煎2～3 小时,其煎液可与其他药煎液合并后服用,也可以另服,如野山参、鹿茸、朝鲜参、西洋参等。

冲服,是指某些贵重的细料药,量少的药物可以磨成细粉,放于杯中,用水或药汁搅拌成汤服用,也可把药粉直接倒入口中,用水或药汁送下,如牛黄、麝香、朱砂等。

服药时间的选择

一般药物多应饭后隔1小时后服用;补养药滋腻碍胃宜早、晚空腹服用;消化药或对胃肠有刺激的药物应饭后服用;驱虫药宜早晨空腹服用;治疟药应在疟疾病发作前2小时服用;泻下药、润肠药亦应空腹时服用,安神药应睡前服用。一般慢性病均应定时服药。

服药温度的选择

一般汤剂若无特殊说明,均宜温服,即把煎好的汤剂放至温度适中时服下。若过凉或过热,则会刺激胃肠道,引起不适。解表发汗类药物及寒证用药多提倡热服,即在药能入口时,即趁热喝下,以助药力。对于呕吐患者,汤剂应冷服且少量频饮。药入即吐者,宜加入少许姜汁,或用鲜生姜擦舌,或嚼少许陈皮,然后再服。热证用寒药宜冷服,寒证用热药宜热服,如出现真热假寒证,可以寒药热服,真寒假热证,可以热药凉服,以免寒热格拒。

服药次数的选择

一般是1日1剂,分早、晚两次服用,变化不大。治疗急重病汤剂当频频饮服;使用攻下药或涌吐、消导药若过用则易伤正气而使病情复杂,当密切观察患者用药后的情况;解表剂过用则汗出过多,易伤阴耗液,汗出邪去即应停药,不必尽剂。

服药时饮食的选择

中医非常注意服药时的饮食禁忌,有的食物会减弱药力,有的则可协同药力。一般服药时,不能食用绿豆汤等;宜少食豆类、肉类、生冷及其他不易消化的食物;热性疾病应禁用或少食酒类、鱼类和辣味食物;表症或发疹时,宜少食生冷及酸味食物;服补药时,应少饮茶,少食萝卜;服攻下药后宜服些热粥等易消化、养胃的食物。